- 怀孕40周你一定要知道的大小事
- 从孕前须知到产后恢复，为你提供最贴心的全程陪护

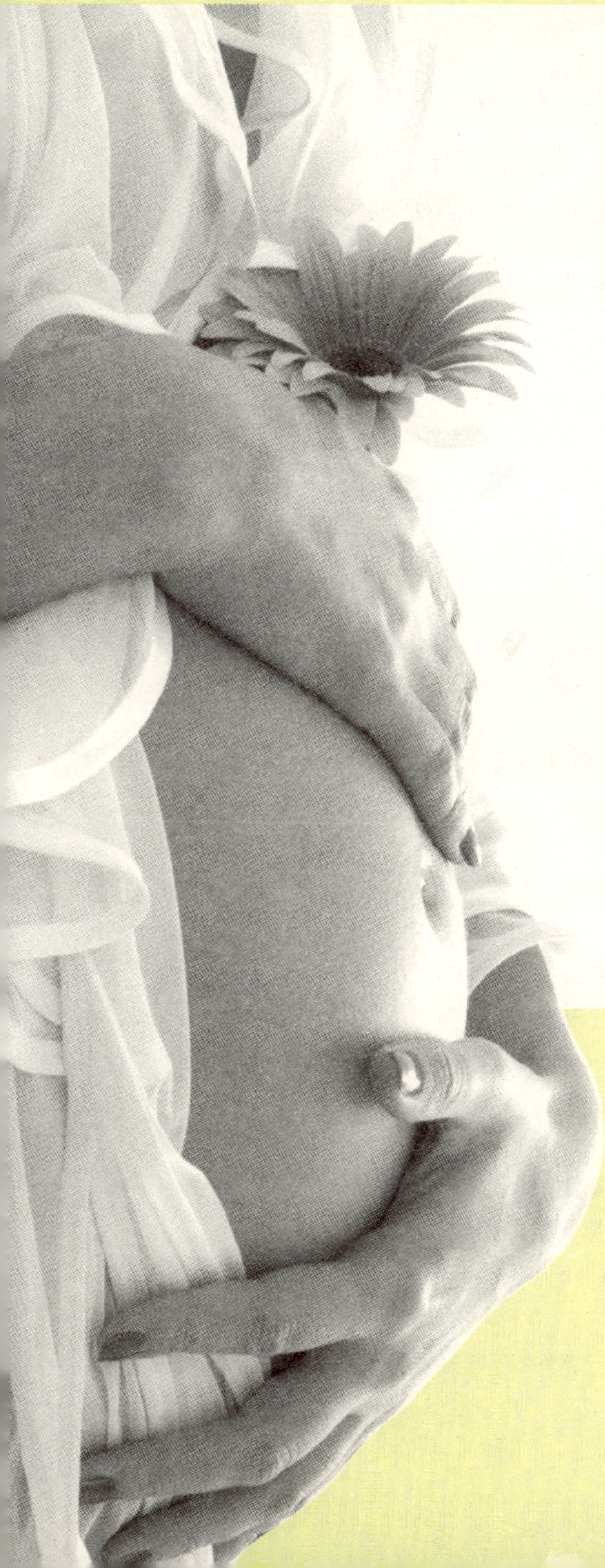

40周 神圣的怀孕历程

丁虹娟　沈嵘／主编

妇幼保健专家爱心打造

孕期全程详尽权威指导

苏州大学出版社
SUZHOU UNIVERSITY PRESS

图书在版编目(CIP)数据

40周:神圣的怀孕历程/丁虹娟,沈嵘主编. —苏州:苏州大学出版社,2010.1

ISBN 978-7-81137-409-4

Ⅰ.4… Ⅱ.①丁…②沈… Ⅲ.妊娠期—妇幼保健—基本知识 Ⅳ.R715.3

中国版本图书馆CIP数据核字(2009)第240551号

书　　名	**40周:神圣的怀孕历程**
主　　编	丁虹娟　沈　嵘
责任编辑	肖丽娟
出版发行	苏州大学出版社 (苏州市干将东路200号　215021)
经　　销	江苏省新华书店
印　　刷	扬中市印刷有限公司
开　　本	700 mm×1 000 mm　1/16
印　　张	17.5
字　　数	263千
版　　次	2010年1月第1版 2010年1月第1次印刷
书　　号	ISBN 978-7-81137-409-4
定　　价	33.00元

苏州大学出版社网址　http://www.sudapress.com

序

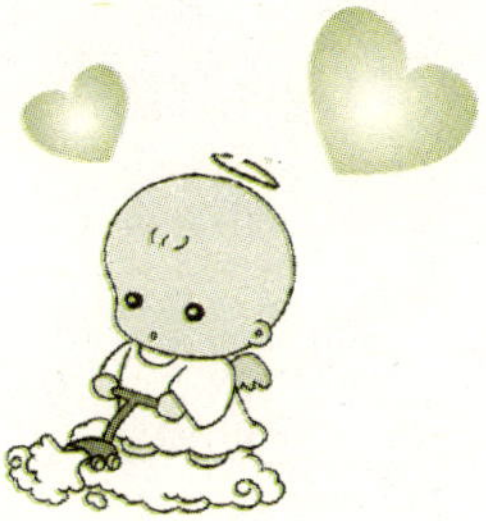

生儿育女，是人生的一件大事，也是最值得珍视的人生体验。

我国实行计划生育政策，虽然生得少了，但对生育品质的要求却越来越高。如何度过健康的孕期，顺利完成分娩，拥有一个健康、聪明的宝宝，需要精心地准备、细心地规划。

打算为人母者应该在准备怀孕前就保持最佳的身心状态，怀孕过程中要随时关注自身和胎儿的健康，给予自己和腹中的小生命特殊的呵护。要摄取足够的营养，健康饮食，适度运动，增强免疫力，远离有害物质，按时到医院做产前检查，正确应对孕期的各种不适。同时，要了解和预防各种孕期常见病，提前为分娩做好各项准备，从容应对产痛和分娩。准妈妈要想做好这些事，并不像想象的那么简单，需要付出一定的努力和辛苦。

围绕孕产健康这一主线展开，本书汇集了从怀孕伊始到分娩整个过程的详细知识，从惊喜的第1周，一直到怀孕40周，按怀孕的各个进程详细描述了胎儿的生长情况和母体的变化，在每个不同时期为准妈妈的生活起居、饮食、衣着、休息、情绪以及疾病预防等方面提供专门指导，深入浅出地引述和解说许多常见的孕期问题，以及概略的处理和治疗方法，同时还通过许多实用的图表，让读者可以立即掌握重点，以便更好地了解和应对怀孕。这些内容也是我想和年轻的女性朋友们分享的。作为准妈妈如果能够提前了解并掌握这些孕期健康知识，做到心中有数，将有助于打消孕育过程中的顾虑，安然地度过一个健康愉快的妊娠期。

希望这本书能带给女性朋友好“孕”，实现快乐怀孕，健康分娩！

目录

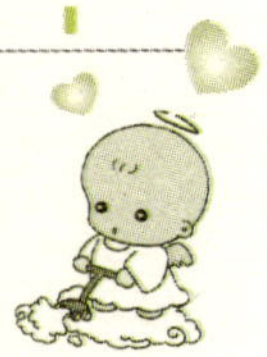

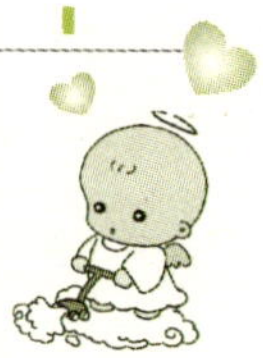

怀孕第38周

怀孕第39周

怀孕第40周

分娩后

怀孕的好处

每位妈妈都要花上十个月的时间来孕育自己的宝宝，其间要注意营养、避开禁忌，才能生出健康的宝宝。虽然怀孕过程相当辛苦，但妈妈在喜获宝宝的同时，将会获得许多好处。

好处 1　增强免疫力

有研究表明，女性通过一次完整的怀孕过程对妇科肿瘤将增加 10 年的免疫力。临床的统计资料也显示，某些疾病如子宫肌瘤、子宫内膜异位症、卵巢良性肿瘤和卵巢癌等，容易发生在未生育女性之中，或者说对于此类疾病，未生育女性的发生率高于生育过的女性。

怀孕还能降低乳腺癌的发病率。第一次怀孕的年龄越低、怀孕次数越多，乳腺癌患病率越低。

好处 2　改善和治疗疾病

怀孕可能会改善某些疾病，如过敏和气喘等。这是因为怀孕时，身体会分泌自然的类固醇，让症状减轻。

一般到了怀孕中、晚期，孕妇偏头痛的情形通常会消失。

好处 3　向“痛经”说再见

患子宫内膜异位症（子宫内膜组织附着在卵巢及子宫以外的地方）的妇女，盆腔会剧烈疼痛、月经量增多，还可能引发其他问题。怀孕能使这些异位的子宫内膜组织停止生长。怀孕期间月经暂停，自然不会再有痛经，通常分娩以后也不会再发生痛经。

好处 4　推迟更年期

进入老年后，大家很少见到中等体态的妇女，大多数人偏胖或偏瘦，其实这是激素改变后造成的体型变化。在妊娠期和哺乳期，由于激素的作用，孕产妇体内卵巢暂停了排卵，直至哺乳期的第 4～6 个月才恢复，由于卵巢推迟了约 10～20 个卵子的排出，结果是生育过的妇女可能被推迟更年期的到来。

好处 5　变得更聪明

美国科学家相信，怀孕令脑部有正面的转变，生过宝宝的女性会更聪明。他们认为，怀孕和生育能使女性大脑能力得到提高，其中包括分娩后增强的感觉能力。怀孕、分娩和哺乳时激素的波动会使女性大脑某些区域的神经细胞增大，重塑大脑，她们将因此变得警觉而灵敏。另外，养育宝宝很具挑战性，能刺激大脑活动。大脑能产生细胞，越用生命力越旺盛，而养育宝宝的新奇情感体验最能刺激细胞活动。

好处 6　加深感情

加深对亲情、爱情的理解。生过宝宝的女人才能真正体会到自己的来源和父母亲情的可贵。而与爱人共同制造出一个新的生命并且全身心地养育宝宝，也可以使爱情提高到新境界。

好处 7　增加幸福感

生了宝宝的女性由于内分泌调节，显得更年轻，让女性由内而外都变得更美丽。从心理角度说，女人生完宝宝就会有特别大的幸福感，这种幸福感很容易外露，变成一种母亲特有的温馨。而且，做了妈妈后更具责任感，能让她们保持精力充沛，显得神采奕奕。

准备怀孕

孕育新生命，是最值得珍惜的人生体验；人类的神奇，是让你参与了生命创造的过程。自古以来人们都将生儿育女视为人生中的一件大事，如果你能清楚了解怀孕的过程，并且能预先做好准备，你就能够安然地度过怀孕期，顺利完成分娩计划。

大多数女性在发现自己怀孕时，通常已经怀孕一两个月。等到上医院去检查，通常已经过了两三个月。事实上，怀孕的最初 12 周是非常重要的。在这段期间内，胎儿将形成体内最重要的器官及系统。在你发现怀孕或去看医师之前，胎儿体内许多重要的器官已经开始发育了。因此，孕龄妇女最好随时保持身体及心理的最佳状态，以提供腹中胎儿最佳的生长环境。

怀孕前妈妈们应事先做好下列的准备

- 达到理想体重。
- 开始规律运动。
- 先行完成必要的 X 线检查。
- 尽量远离有害物质和环境。
- 远离宠物。
- 如果还在抽烟，立刻戒掉。
- 如果酗酒，立刻戒掉。

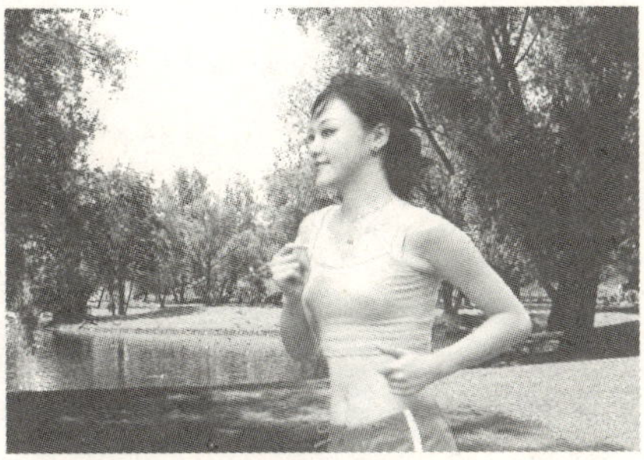

图 2-1 慢跑

以上所列出的事项最好在怀孕前便达成。这样，可以让自己的身体健康维持在良好的状况下，不必担心有什么问题会对胎儿造成危害。如果以上问题还没解决，那么最好还是先避孕。

怀孕须知

怀孕前，最好先咨询医生，寻求专业指导。故你在怀孕之前，做一次彻底的全身健康检查，以免怀孕后才发现有疾病需要治疗。健康检查包括白带常规、宫颈刮片以及乳房检查。化验项目包括 TORCH、血型及 RH 因子等。如果你已超过 35 岁，那么最好再做一次乳房 X 线摄片。

如果你曾与艾滋病患者或肝炎患者有过亲密接触，最好请医生安排相关检验。如果你的家族有遗传疾病，如糖尿病，最好也请医生安排检查，确认是否患病。如果你原本就有一些慢性病，如贫血或习惯性流产等，医生可能会建议做更进一步的特殊检查。

检查项目

- 白带常规。
- 宫颈刮片检查。
- 乳房检查(35 岁以上还要做乳房 X 线摄影)。

化验项目

- TORCH 检测。
- 血型及 RH 因子检验。
- 艾滋病检验(高危险群者必须做)。
- 肝炎(高危险群者必须做)。

除了以上的检查与检验外，医生还会参考你的家族病史及最近常见的疾病等，安排其他的检查项目。

宫颈刮片检查

第一次产检时，医生会安排你做宫颈刮片检查，这项检查通常在怀孕前期或初期做。检验结果会在一周左右出来。

宫颈刮片检查通常是在做内诊的时候同时做的，以刮板轻轻刮下子宫颈上皮细胞，检查是否有癌变或已变成癌前细胞。这项简易的检查能早期发现异常并予以治疗，有效降低子宫颈癌的死亡率。

如果宫颈刮片检查结果出现异常，或曾因刮片检查结果不正常而接受过治疗，一定要遵照医生指示继续治疗及追踪。而且必须对异常的部位及组织做更进一步的检查及确认，以便治疗。如果你没有怀孕，医生会建议做宫颈活检。

TORCH 检测

TORCH 检测是作为妇女怀孕期生殖道感染的常规检查项目。

（1）弓形虫感染。弓形虫感染是一种人畜共患疾病，猫与其他动物是传染源。后天感染轻型者常无症状，但血清中可查到抗体；重型者可引起各种症状，如高热、肌肉或关节疼痛、淋巴结肿大等；通过胎盘宫内感染者可引起死胎、早产，宝宝出生后可表现一系列中枢神经系统症状以及眼、内脏器官的先天损害。

（2）风疹病毒。准妈妈感染风疹多在怀孕 1～6 周时，除可致流产、死亡外，所生宝宝还可发生先天性风疹综合征。lgM 抗体阳性提示有近期感染，必要时应终止妊娠。

（3）巨细胞病毒。巨细胞病毒 lgM 抗体阳性提示患者近期有巨细胞病毒感染，但应结合临床情况进行具体分析。

（4）单纯疱疹病毒。主要引起疱疹性口腔炎、湿疹性疱疹、疱疹性角膜结膜炎、新生儿疱疹、疱疹性外阴阴道炎等。生殖器官以外的感染多由单纯疱疹病毒-Ⅰ型引起，而生殖器官的感染多由单纯疱疹病毒-Ⅱ型引起。本试验不能区分单纯疱疹病毒-Ⅰ型还是单纯疱疹病毒-Ⅱ型。lgM 抗体阳性提示近期有单纯疱疹病毒感染。

准妈妈需要知道的数字

- 胎儿在母体内生长的时间：40 周，即 280 天。
- 预产期计算方法：末次月经月份加 9（或减 3），首日加 7（关于预产期计算方法，参见怀孕第 1、2 周）。
- 妊娠反应出现时间：停经 40 天左右。
- 妊娠反应消失时间：妊娠第 12 周左右。

- 首次产前检查时间：停经后3个月左右。
- 自觉胎动时间：妊娠第16～20周。
- 胎动正常次数：每12小时30～40次，应不低于15次，早、中、晚各测1小时，将测得的胎动次数相加乘以4。
- 早产发生时间：妊娠第28～37周。
- 胎心音正常次数：每分钟120～160次。
- 过期妊娠：超过预产期14天。
- 临产标志：见红、阴道流液、腹痛，每隔5～6分钟子宫收缩1次，每次持续30秒以上。
- 产程时间：初产妇12～16小时，经产妇6～8小时。

以上数字是准妈妈应当掌握的，当有异常情况时，应及时去医院检查。

不宜怀孕的几种情况

(1) 噪音、染料、有机溶剂对女工的生殖健康有影响。长期接触100分贝以上的噪音，自然流产、早产和死胎的发生率也明显增加。有研究发现，长期接触102分贝以上噪音的女工，会造成子女的智商下降，可能与噪声引起的胎儿神经系统发育障碍有关。

(2) 流产之后不宜立即怀孕。流产后，子宫和卵巢需要休整，受损的子宫内膜也需要修复。因此，流产后至少要半年后才能再次怀孕，以尽可能减少宝宝发生低出生体重的危险。同样，对正在患病或病后初愈、身体尚未恢复的妇女，也不宜受孕，这些都不利于优生。

(3) 心情不舒畅、精神萎靡不振以及过度疲劳时，不宜受孕。过度疲劳将影响精子质量，特别是新婚夫妇在旅行过程中，应该积极采取避孕措施。

(4) 患慢性病长期服药不宜受孕。很多治疗慢性疾病的药物，不仅在体内停留和作用的时间比较长，而且还会影响精子和卵子的质量，对胎儿造成不良影响。因此，在准备怀孕前，用药必须特别谨慎，而且为了防止不良后果的发生，应在病愈停药半年以后受孕为宜。需注意的是对口服避孕药者也不宜立即怀孕。避孕药是一种激素，会影响精子和卵子的质量，为了优生优育，不宜在停药后马上受孕，应在停药后改用其他避孕方法避孕6个月后再受孕。

(5) 醉酒后不宜受孕。胎儿的双亲在非适当的时候饮酒或过量饮酒可损害生殖细胞，导致胎儿发育不正常、生长迟缓、中枢神经系统功能低下和畸形。

(6) 大量吸烟后，不宜受孕。吸烟易导致流产、新生儿缺陷和婴儿猝死综合症等，因为烟中含有的毒素可能对女性机体造成永久性损伤。如果工作或生活环境有人吸烟，造成被动吸烟，同样危害极大，应避免接触或远离这样的环境。有研究报告显示，在童年或年轻时曾吸入二手烟的女性，未来出现受孕困难或流产的记录要超过其他女性。

(7) 接受放射治疗或接触有害物质后，不宜受孕。X 线检查后，应过 3 个月以后再受孕，以免卵细胞遭受 X 线的损害发生畸变，导致流产、胎死宫中及胎儿畸形等。

(8) 患有遗传疾病不宜怀孕。例如先天性聋哑、全身性白化病、精神分裂症、克汀病等，男女双方虽可以结婚，但最好不宜生育，若怀孕将不能保障生下一个健康的宝宝。对色盲、血友病等伴性遗传病患者，可在怀孕后作胎儿性别鉴定，选择生育女孩，通过控制胎儿性别，避免遗传病的发生。

对准爸爸说：
如果家里饲养宠物，妻子怀孕时，你最好接手照顾。清理猫咪粪便（千万不要让孕妇清理）、溜狗（狗链的拉扯可能会伤到她的背）、购买宠物食物及其他必需品（不要让大包和重物伤了她的背）、带宠物上兽医院等，这些工作你要一手包办。

(9) 营养不良者不宜受孕。目前单纯的营养不良者育龄妇女较少，但广义的营养不良却有所增加，表现为膳食结构不合理，造成营养成分不均，缺乏微量元素和宏量元素或维生素，糖耐量低减甚至出现妊娠期糖尿病，还有缺铁性贫血等。

(10) 有病毒感染者不宜受孕。如育龄妇女感染梅毒、弓形虫、风疹、巨细胞病毒、单纯疱疹病毒等，受孕可导致胎儿流产、死胎、畸形、早产等。目前还没有更好的治疗办法阻止这些病毒对胎儿的感染。

(11) 夫妻任何一方如患有乙型肝炎、性病、肾炎、肺结核或肝功能异常，不可轻易怀孕。治愈后至少 3 个月后再受孕。对患有糖尿病、心脏病或癌症的女性，是否怀孕应积极听取医生的意见。

孕期饮食营养指导

多数人只要营养均衡，身体就可保持健康。最好能在怀孕之前，就开始计划良好的饮食习惯，并且彻底执行，以确保胎儿在最初的几周或几个月里，能够获得良好的营养。

在怀孕以前养成的饮食习惯，通常会延续到怀孕后。现在女性非常忙碌，多半吃得匆忙，也不太注意到底吃下哪些东西。如果你没有怀孕，或许并不要紧，但是怀孕之后，你自己及发育中的胎儿对营养的需求会迅速增加，这时就不能再忽视了。

要维持良好的营养，关键就在饮食均衡。过度地依赖维生素或偏食，对自己及胎儿都会造成伤害，甚至会让你在怀孕期更觉疲累。

饮食注意事项

(1) 不宜高脂肪饮食。如果准妈妈长期高脂肪膳食，势必增加婴儿罹患生殖系统肿瘤的危险。医学家指出，脂肪本身虽不会致癌，但长期多吃高脂肪食物，会使大肠内的胆酸和中性胆固醇浓度增加，这些物质的蓄积能诱发结肠癌。同时，高脂肪食物能增加催乳激素的合成，促使发生乳腺癌，不利母婴健康。

(2) 不宜高蛋白饮食。医学研究认为，蛋白质供应不足，易使准妈妈体力衰弱，胎儿生长缓慢，产后恢复健康迟缓，乳汁分泌稀少。故准妈妈每日蛋白质的需要量应达 90～100 克。但是，孕期高蛋白饮食，则可影响准妈妈的食欲，增加胃肠道的负担，并影响其他营养物质摄入，使饮食营养失去平衡。研究证实，过多地摄入蛋白质，人体内可产生大量的硫化氢、组织胺等有害物质，容易引起腹胀、食欲减退、头晕、疲倦等现象。同时，蛋白质摄入过量，不仅可造成血中的氮增高，而且也易导致胆固醇增高，加重肾脏的肾小球过滤的压力。有人认为，蛋白质过多地积存于人体结缔组织内，可引起组织和器官的变性，较易使人罹患癌症。

(3) 不宜高糖饮食。意大利比萨国家研究院的医学家们发现，血糖偏高组的准妈妈生出体重过高胎儿的可能性、胎儿先天畸形的发生率、出现妊娠高血压综合症的机会或需要剖腹产的次数，分别是血糖偏低组准妈妈的 3 倍、7 倍和 2 倍。另一方面，准妈妈在妊娠期肾排糖功能会有不同程度地降低，如果血糖过高则会加重准妈妈的肾脏负担，不利孕期保健。大量医学研究表明，摄入过多的糖分会削弱人体的免疫力，使准妈妈机体抗病力降低，易受病菌、病毒感染，不利于优生。

不要用果汁替代水

果汁中大约95%是水分，此外还含有果糖、葡萄糖、蔗糖和维生素。这些糖类很容易消化吸收，经代谢转化为中性脂肪，不但会促使体重增加，而且容易引起高脂血症。因此以果汁替代水而大量饮用是完全不正确的。

(4) 不宜高钙饮食。准妈妈盲目地进行高钙饮食，大量饮用牛奶，加服钙片、维生素D等，对胎儿有害无益。营养学家认为，准妈妈补钙过量，胎儿有可能得高血钙症，出生后，患儿会囟门太早关闭、颚骨变宽而突出、主动脉窄缩等，既不利胎儿的生长发育，又有损宝宝的容貌体态。一般说来，准妈妈在妊娠前期每日需钙量为800毫克，后期可增加到1 100毫克，这并不需要特别补充，只要从日常的鱼、肉、蛋等食物中合理摄取就够了。

(5) 不宜过度咸食。有些准妈妈由于饮食习惯嗜好咸食，尤其是北方居民较严重。现代医学研究认为，吃盐量与高血压发病率有一定关系，食盐摄入越多，高血压病的发病率也越高。众所周知，妊娠高血压综合症是妇女在孕期才会出现的一种特殊疾病，其主要症状为浮肿、高血压和蛋白尿，严重者可伴有头痛、眼花、胸闷、晕眩等自觉症状，甚至发生子痫而危及母婴健康。准妈妈过度咸食，容易引发妊娠高血压综合症。为了孕期保健，专家建议每日食盐摄入量应为6克左右。

体重管理

在尝试怀孕前，应该先注意体重：不要过重，也不要过轻。因为体重过重与过轻，都容易导致不孕。

正准备怀孕或是已经怀孕的妇女，千万不要节食。如果你没有避孕，不要吃减肥药。如果你正采取某种特殊饮食以减轻体重，那么，当你想要怀孕时，一定要先跟专业医师讨论，因为这样可能会发生某些你及胎儿所需要的维生素及矿物质的暂时性缺乏症状。

怀孕时增加的体重

孕妇在整个怀孕期间所增加的体重，个体差异很大，可以从体重不增反减，一直到增加大约30千克，甚至更多。妊娠期并发症的发生，与体重的急速增加有明显的关系，因此，很难界定到底应该增加多少才是“理想”的体重。孕妇增加的体重，与怀孕前的体重关系密切。一般认为，理想的增加速率是：怀孕20周以前，每周约增加0.3千克；怀孕20～40周，每周约增加0.5千克。

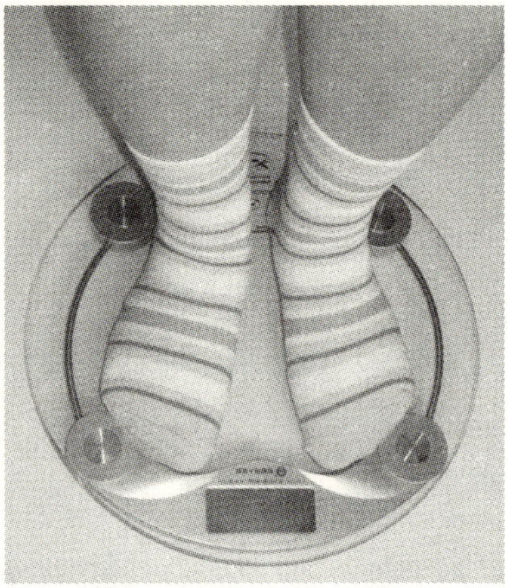

图 2-2　体重管理

根据女性不同体型，建议准妈妈体重的增加程度如表2-1。

表 2-1　怀孕期评价增加的体重

体　型	体重指数(BMI)	宜增加的体质量(千克)
偏瘦型	＜18	12.5～18.0
标准型	18～24	11.5～16.0
过重型	24～27	9.0～11.5
肥胖型	≥27	5.0～10.0

BMI＝体质量(kg)/身高(m)的平方

如果想为了产后容易恢复，而在怀孕时刻意节食，实在不是明智之举，但是也不能毫无节制地吃。你应该为了胎儿的健康，摄取足够你及胎儿所需的营养食物。

注意维生素、矿物质及中药的摄取

不要自行购买综合维生素、矿物质或中药来吃，因为可能会用药过量。例如维生素A等某些特定的维生素服用过量，会造成胎儿先天畸形。

一般来说，最好在怀孕3个月以前，就要停止服用所有营养补充剂，开始摄取营养均衡的天然食物，并且每天服用一粒由专业医师指定的准妈妈专用综合维生素。

叶酸

叶酸是维生素B族的一种，它对红细胞分裂、生长，核酸的合成具有重要作用，是人体的必需物质，对健康地怀孕有所帮助。如果准妈妈能在怀孕约3个月以前，就开始每天吃0.4毫克叶酸，可使胎儿不易罹患脊柱裂、无脑畸形及神经管缺陷等先天缺陷，同时可减少唇腭裂和先天性心脏病的发生率。除此之外，还可减少自然流产率，减轻妊娠反应，促进胎儿生长发育，纠正准妈妈贫血。

脊柱裂是一种神经管的缺陷，这种先天缺陷形成于怀孕最初的几周。研究显示，有75%的病例可以事先预防，只要准妈妈在怀孕过程服用叶酸就行了。因此，当你计划怀孕时，记得请专业医师开叶酸给你服用。

许多食物都含有叶酸，只要不偏食，广泛摄取各种食物，叶酸就不会缺乏。下列食物都含有叶酸：芦笋、豌豆、菠菜、扁豆、黑豆、花菜、香蕉、草莓、柑橘、蛋黄、谷片、面包、小麦胚芽、猪肝等。

据中国妇婴保健中心和日本优生优育协会调查结果显示，中国是世界上脑部和脊髓缺陷儿高发的国家。每年约有10万个准妈妈生下脑部和脊髓缺陷儿，即每1 000个出生婴儿中有3个患有此缺陷。主要原因是我国妇女在计划怀孕和怀孕期间普遍缺乏叶酸。

叶酸不但对早期妊娠非常重要，在整个怀孕期也同样必不可少。孕期随着胎儿身体组织迅速成长，准妈妈需要大量叶酸(是平时需要量的1.5倍)来满足胎儿的需要。准妈妈叶酸缺乏不仅可使妊娠高血压症、胎盘早剥的发生率增高，更会导致准妈妈患上巨幼红细胞贫血，出现胎儿宫内发育迟缓、早产及新生儿低出生体重。

目前的健康状况

在怀孕以前，先检查一下自己的生活形态、饮食状况、运动情形以及是否有高血压或糖尿病等慢性病。如果有上述问题，在怀孕前就需要特别地照顾。如果最近曾服用任何药物，一定要告诉医生。如果最近计划做检查(例如照X线)，或曾经治疗某种疾病，也都应该详细告诉医生。在怀孕之前，这些问题都要很好地解决，一旦怀孕，再要处理就棘手得多了。

贫血

贫血是指体内血红蛋白不足，以致无法将氧气运送到全身的细胞。当孕妇严重贫血时，对母婴影响较大，孕妇可因供氧不足导致充血性心力衰竭和休克，或母体对胎儿和胎盘供氧不足，引起胎儿宫内发育迟缓和其他意外。

妊娠合并贫血，多为缺铁性贫血和营养不良性贫血，其他种类比较少见。贫血的症状包括虚弱、疲倦、乏力、头晕、呼吸短促、心慌及皮肤苍白憔悴。你在怀孕前也许一切正常，不过怀孕后，却可能出现贫血的现象，这是因为胎儿会从母体吸取大量的铁质。如果怀孕前，母体内的铁质不够，怀孕后更会破坏体内的平衡，造成贫血。因此，你可以在产前体检时，做血常规检查。

无论产前、产时，一旦发现贫血，要积极寻找贫血病因，注意孕期营养，多吃新鲜蔬菜、水果和动物蛋白，以增加铁、叶酸和维生素的摄入。轻度贫血者可口服铁剂，二价铁易吸收，如硫酸亚铁等是最价廉物美的。叶酸每天 5 毫克，可预防巨幼红细胞性贫血。若贫血严重（血红蛋白在 60 克/升以下），且已近预产期或短期内需进行手术者，则可采用输血迅速纠正之，原则是少量多次输血或输红细胞混悬液。如明确诊断为再生障碍性贫血，必须住院治疗。

妊娠期泌尿系统疾病

胎儿在子宫内生长发育，一天天增大，必然压迫邻近的器官，如膀胱、直肠、输尿管等，而且妊娠期由于孕激素的作用输尿管平滑肌松弛，致使尿液排出不畅，发生尿潴留，很容易有细菌生长、繁殖。妊娠后如果发热、腰痛、尿痛、排尿次数增多，常常是尿路感染的症状，向上蔓延易发生肾盂肾炎；反复发作、高热者可诱发宫缩，引起流产或早产。慢性肾炎患者，若妊娠前病情稳定，妊娠后病情不易恶化；原有血压高、肾功能减退、蛋白尿增多者，妊娠后病情可加重，不宜继续妊娠。

从怀孕初期开始，就应定期到医院检查尿液，必要时做尿培养，根据培养出来的细菌种类和对哪种药物敏感，选用最有效的抗生素，对尿路感染进行彻底治疗。当然，选用的药物必须对胎儿和肾脏无任何毒副作用。有些药物如庆大霉素、卡那霉素、链霉素等，长期大量应用会引起急性肾脏损害，严重时可致孕妇无尿，全身水肿，血压升高，可发展成急性尿毒症。上述药物进入胎儿体内，也会使胎儿出生后耳聋、听力减退等，而且难以治愈。

如果你曾得过肾盂肾炎，或泌尿道曾反复感染，必须在怀孕前进行详细检查。

糖尿病

糖尿病是孕妇烦恼的常见疾病，糖尿病在怀孕期间会造成非常严重的影响。过去，罹患糖尿病的女性不容易怀孕；现在，只要严格遵照医生的指导进行系统的治疗，绝大多数患有糖尿病的女性，一样可以生育健康的宝宝。

如果你患有糖尿病，可能不容易怀孕，流产、胎死腹中及分娩畸形儿的机会也会大幅增加。不过，只要能在怀孕期间好好控制血糖，就会减少这些风险。

大多数医生认为，最好在怀孕之前先将糖尿病控制在正常范围 2～3 个月以后，再尝试怀孕。如果使用胰岛素治疗时，医生需要做小轮廓试验，即一天之内抽 5 次血以检验血糖值。然后根据你的检查情况，调整用药剂量。

如果在怀孕前没有糖尿病，但在怀孕后渐渐地发展出糖尿病，称为妊娠糖尿病（关于妊娠糖尿病，参见怀孕第 23 周）。

心脏病

在妊娠初期发现的心脏杂音，不一定是有心脏疾病，不要紧张。妊娠加重了心血管系统可预测的负担，妊娠时伴随着时常发生的功能性的心脏杂音、静脉扩张、心动过速和胸片中的心脏血管的扭曲，这些是和妊娠有关的，并非疾病所致。但如果有心脏病病史对临床诊断是很有帮助的，因为妊娠时对心脏病的诊断常常缺乏依据，如果你怀疑自己患有心脏疾病，需要接受心电图和超声心动图、心脏彩超等检查。

怀孕期间心脏的血容量增加 35％～45％，心脏负担较重，如果有先天性心脏病等心脏的问题，可能会严重影响你的健康，因此，医生并不赞成患有先天性心脏病的妇女怀孕。

妊娠期心脏病是妊娠合并症中最危险的。如果心脏已有先天性心脏病或风湿病等疾病，到了妊娠后期，子宫底抬高不仅压迫心脏，而且使心脏正常位置略有移动。同样道理，大动脉也受到压迫，影响血液循环，更加重了心脏负担，这往往会危及母体与胎儿的生命。

总之，如果有任何心脏方面的疾病，一定要先告知专业医师，最好能在怀孕前先妥善处理及治疗。

高血压

大部分女性在怀孕期间血压都会有所上升，严重的还会发展为妊娠高血压。而原本患有高血压且血压控制得不好的女性，怀孕期间就更容易出现血压过高的情况。对准妈妈来说，可能会造成肾脏损伤、中风及头痛；对发育中的胎儿来说，母体血压太高，会使流到胎盘的血液减少，造成胎儿窒息或胎儿生长受限(fetal growth restriction, FGR)。

高血压让这些怀孕女性陷入了两难境地：吃降压药害怕对胎儿造成伤害，不吃药又怕发生危险。

专家强调：患有高血压的女性妊娠期不宜停降压药，否则会非常危险的！

高血压患者在妊娠期的治疗总原则是不能随便停用降压药，但对降压药的种类、用量可有所调整。首先，一定要提前做好准备，要先将血压控制平稳再考虑妊娠。这是因为妊娠早期(前3个月)用药对胎儿的影响最大、致畸性最强，如果患者能够在受孕前将血压控制平稳，可在医生的指导下减少妊娠前3个月的降压药用量，在某些情况下甚至可以暂时不用药，从而尽量减少药物对胎儿产生的副作用。有些抗高血压药物在怀孕期间服用是安全的，有些则非如此。如果你想顺利度过妊娠期，一定要请专业医师改开在受孕期及怀孕期间都安全的药物。

甲状腺问题

甲状腺激素分泌过多或过少都不正常，甲状腺激素分泌过多，叫做甲状腺功能亢进，会使新陈代谢的速度加快。轻度甲亢对妊娠无明显影响，但中、重度甲亢以及症状未控制者的流产率、妊高征发生率、早产率、足月小样儿发生率以及围生儿死亡率增高。甲亢对妊娠的影响原因尚不清楚，可能因甲亢使营养要素消耗过多，以及妊高征发生率高，而影响胎盘功能所致。妊娠期因仅有少量 T_3、T_4 能透过胎盘，故不至于引起新生儿甲亢。妊娠对甲亢影响不大，相反妊娠时往往会使甲状腺功能亢进的病情有不同程度地缓解。但妊娠合并重度甲亢，由于妊娠可加重心脏的负担，这样更加重了甲亢患者原有的心脏病变。个别患者因分娩、产后流血、感染可诱发甲亢危象。如果必须在怀孕期间继续服药，可以选择安全的药物。

甲状腺激素分泌过少，称甲状腺功能不足，这通常是自体免疫出现了问题，亦即甲状腺被自身的抗体破坏所致。一旦明确诊断孕妇合并甲状腺功能减退，应立即予以治疗，要求在妊娠全过程维持正常的甲状腺激素水平。最理想的是在怀孕前即予以治疗，达到正常甲状腺激素水平后才怀孕。妊娠后仍须严密观察，因有些孕妇需要更大的替代剂量才能维持正常的甲状腺激素水平。妊娠期给予营养指导，注意胎儿生长受限(FGR)的发生及治疗。如果你有甲状腺方面的问题，要定期去看医生，以确定适当的药量。

其他问题

还有许多特殊的慢性病，也会对怀孕造成影响。如果你有任何慢性病或必须长期按时服用某些药物，一定要先和专业医师讨论。

最近使用的药物

有些药物在未怀孕时服用是安全的，但是怀孕后仍继续服用就会有害。我们无法保证哪些药物在怀孕时服用一定安全无害，但在你改变任何药物之前，一定要先询问医生，了解药物可能对准妈妈及胎儿造成的伤害及影响。

胎儿的大多数器官是在怀孕 3 个月内发育完成的。因此，这段时间非常重要，最好尽量避免让胎儿暴露在不必要的药物中。如果怀孕之前能好好控制药物的服用，怀孕后就会觉得比较舒适。

有些药物原本就只供短期服用，如治疗感染的抗生素；有些药物则是用来治疗慢性病或需长期服用，如治疗高血压及糖尿病的药物。有些药物在怀孕时服用是安全的，有些甚至还能有助于怀孕，不过，还是有些药物不适合在怀孕时服用。

常见的处方药和化学物质

表 2-2 列举了常见的对胎儿不利的处方药和化学物质。

表 2-2 常见药物或化学物质及对胎儿的影响

药物或化学物质	对胎儿的影响
雄激素	生殖器发育异常致性别不明(严重程度视药物剂量及服药时间而定)
抗凝血药	骨骼与手部异常、胎儿生长迟滞、中枢神经系统异常、眼睛异常
抗甲状腺药物(甲状腺抑制剂、碘化物)	甲状腺功能不足、胎儿甲状腺肿
抗癌药或镇痛解热药氨基比林	增加流产机率、胎儿畸形
抗癫痫药	胎儿生长迟滞、智能不足、小头、胎儿畸形
链霉素	失聪、颅内神经损伤
氯霉素	灰婴综合征
万古霉素	胎儿耳聋、肾损伤
四环素	牙齿珐琅质发育不良、永久齿脱色
酒精	胎儿畸形、胎儿酒精症候群(FAS)、胎儿酒精暴露(FAE)、胎儿生长迟滞
巴比妥类药	可能出现先天缺陷、戒断症候群、喂食困难、抽搐
咖啡因、尼古丁、类鸦片化合物(如吗啡、海洛因等)	出生体重过低、小头畸形、胎儿生长迟滞、智能不足等

怀孕与药物

我们先假设你的怀孕是正常的。那么,在怀孕前,请先考虑以下的药物使用准则>>

- 除非你想怀孕,否则不要轻易停止避孕。
- 如果你怀疑自己可能怀孕了,或医生开药时你并没有避孕,请提醒医生。
- 在医生指导下,按时并正确服用处方药。

- 不要自行诊断、自行服药或吃以前剩下的药物。
- 不要吃别人的药。
- 如果你对药物的服用有疑问,服药前先向医生确认。

遗传咨询

如果你是第一次怀孕,你或许还不会想到做遗传咨询。不过,遗传咨询的分析能让你及配偶更深入了解未来在生儿育女时可能会出现哪些问题,并了解哪些因素可能会影响怀孕。还能让你了解下一代发生某种疾病的机率又有多大。咨询医生一定要有实事求是的科学态度,向咨询者讲清,求得咨询者的理解和合作。

遗传咨询是通过咨询医生与你共同商讨你提出的各种遗传学问题,并在医生指导帮助下合理解决。遗传咨询人员不会为你做任何决定,但可能会建议你做某些检查,并将检查的原因、结果及其所代表的意义告诉你。在你与遗传咨询人员讨论时,不要隐藏任何资料,也不要认为有些事难以启齿而隐匿不谈。资料越详尽,分析的结果也就越准确,包括既往史、婚育史、家族史。

遗传咨询要有一定条件的实验室及辅助性检查手段,正确的诊断是进行有效遗传咨询的关键。实验室除一般医院常规化验外,还应有细胞遗传学、生化遗传学及分子遗传学等方面的检测。辅助性检查手段包括 X 线、超声诊断、心电图、脑电图、各种内窥镜、造影技术、断层扫描等。

如果你有下列状况,可能就需要做遗传咨询

- 高龄夫妇:女方 35 岁以上,男方 40 岁以上。
- 生育过智力低下患儿以及无脑儿、脊柱裂或其他先天畸形患儿。
- 自己或配偶有先天缺陷。
- 有遗传病家族史以及亲属中有出生缺陷儿生育史者。如唐氏综合征、智力低

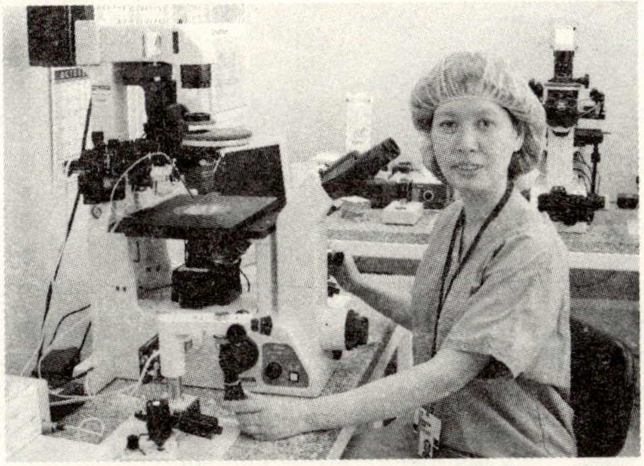

图 2-3　遗传学检查的装备

下、纤维囊泡症、脊柱裂、肌肉萎缩、出血性疾病、头骨或骨骼问题、侏儒症、癫痫、先天性心脏缺损，或有失明、先天性耳聋的家族病史。

- 你及配偶有血缘关系（近亲结婚）。
- 你及配偶为染色体异常患者，遗传病患者及致病基因携带者。
- 有原因不明的习惯性流产（流产三次或三次以上）、畸形儿、死产、新生儿死亡史的夫妇。
- 有染色体异常患儿生育史，如曾生育21－三体综合征（唐氏综合征）的患儿，虽然夫妇染色体正常，但再生育患儿的风险是正常人的10倍。

35岁以后的高龄初产

女性的“黄金”生育时期为24～28岁，如果没有特殊情况，最好选择在这一时期生育。因为高龄初产不仅会增加母亲的患病率，也不利于养育健康的宝宝。高龄初产指年满35岁以上且第一次分娩者。随着生育观念的改变和女性社会压力的加大，高龄不婚不育女性及35岁以上的高龄初产妇数量正逐年上升。不过，与过去相比，现在的高龄产妇多半都能平安度过妊娠期，并产下健康的宝宝。

高龄初产妇在怀孕时，有两个最大的顾虑：一是怀孕会对自己造成什么影响；另一是自己的年龄会对怀孕造成什么样的影响。当孕妇年龄较大时，母子发生合并症的机会确实会增加。

超过35岁的高龄产妇，容易出现以下状况>>

- 流产。年龄越大卵巢功能越低下，激素水平不稳定，受精卵发育不良，因而造成了流产率较高。有资料统计，高龄孕妇自然流产率达到19%。
- 生育唐氏综合征的患儿。产妇年龄越大，卵细胞承受各种射线和有害物质的影响越多，遗传物质发生突变机会也越多。而且，随着高龄女子卵子中功能完整的线粒体减少和过氧化物的增多，高龄女性的非整倍体和其他染色体异常的机率增加，若遗传物质染色体在细胞分裂过程中发生不分离现象，便会产出先天性愚型儿，如唐氏综合征患者。
- 妊娠期糖尿病。高龄初产妇的发生率为4%～7%，非高龄初产妇为1%～2%。35岁以上准妈妈并发糖尿病的人数比非高龄组增加了两倍。

● 子痫前期。高龄孕产妇妊娠期高血压疾病发病率是非高龄孕产妇的5倍，且子痫前期发病率明显高于非高龄组。

● 妊娠合并子宫肌瘤。高龄初产妇发生率为8%～14%，非高龄初产妇约3%～5%。

● 骨盆腔疼痛。为了让胎儿尽可能顺利地通过骨盆，孕妇体内会产生一种耻骨松弛激素，它可以软化骨盆内的韧带。韧带松弛会导致关节比没有怀孕的时候更容易出现位置的移动。高龄产妇这些关节位置的移动更容易导致疼痛。

● 出血及其他合并症。胎儿窘迫、前置胎盘、胎盘早剥、产后出血、产程延长、贫血等妊娠并发症及合并症的发生率随年龄增加而升高。

● 早产。虽然新生儿监护水平不断提高，小孕周早产儿经急救虽能存活，但远期随访仍有部分智力发育缺陷，如早产儿视网膜病变、脑瘫、耳聋和体格发育欠佳。

● 剖宫产。由于骨盆、韧带等功能退化，软产道组织弹性减弱等原因，高龄初产妇难产的发生率显著高于非高龄者，因此更多的人选择了剖宫产。

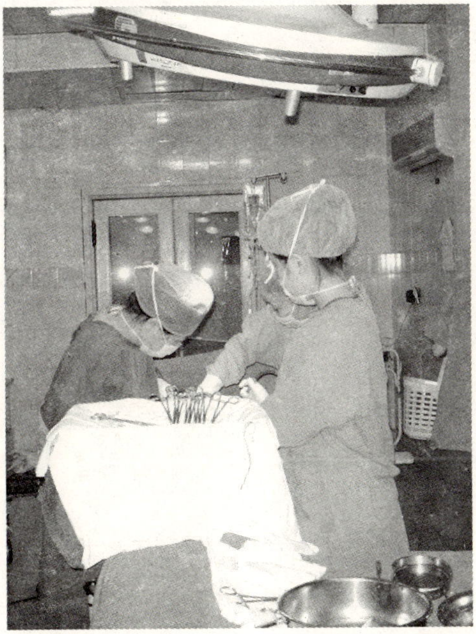

图2-4 剖宫产手术中

● 胎膜早破。这可能与胎膜张力下降、宫颈组织弹性减弱、阴道自净功能降低易合并生殖道感染有关。不仅如此，死胎、死产的发生率及围产儿死亡率也将增加。

● 产后抑郁症。高龄初产对妊娠及分娩的担忧更为强烈，心情尤为紧张，再加上妊娠期并发症及合并症发生率的提高，使她们承受了更大的压力。可以说，年龄越大越焦虑，恐惧、抑郁的比例和程度也越高。

其他须知

胎儿心脏及循环系统的发育

两条管状组织在妊娠第 5 周结合后，就开始形成心脏，也就是在孕妇怀孕 5 周后，心脏就开始发育了。心脏的跳动，则在怀孕第 5 或第 6 周时，就可以由超声波检查清楚地看见了。

心脏分为几个膨出的部位，这些部位逐渐发育成心脏的心室（左心室及右心室）及心房（左心房及右心房）。这些腔室在第 6～7 周开始分隔及发育。第 7 周时，心脏组织会分隔成左、右两心房，在这两个心房中间，会留下一个开口（称为卵圆孔），以便让血液在心房间流通，并形成一个直接通往肺脏的分流。胎儿出生后，这个开口会立刻关闭。

心室是位于下心脏的腔室（在心房下方），也分隔为左、右两室。心室壁的肌肉组织强而有力，能将血液由左心室泵到全身及大脑，右心室泵出的血液则流到肺脏。

这些腔室发育的同时，心脏的瓣膜也开始发育。这些瓣膜能让心脏充盈或排空。心脏跳动的声音或心脏杂音，就是血液流经这些瓣膜时所造成的。

胎儿所需的氧气，全都来自母体。胎儿的血液，经由脐带流向胎盘，来自母体血液的氧气及营养，会经由胎盘传送到胎儿的血液中。尽管母体与胎儿间的血液循环关系密切，但两者之间并没有直接的交流，母体与胎儿的循环系统是各自独立的。

生产时，胎儿的氧气必须依赖母体提供，并且立刻转变为靠自己的心脏及肺脏提供。因此，出生的一刹那，卵圆孔必须迅速关闭，让血液流回右心室、右心房及肺脏，并在最快的时间内得到氧气。这项转变，真是个伟大的奇迹。

到了怀孕第 18 周，超声波检查就能监测到一些心脏的异常。熟练的超声波操作人员，能够找到特殊的心脏缺陷。如果医生怀疑胎儿的心脏有问题，就会安排你做超声波检查，并持续追踪胎儿的发育情形及怀孕的进展。

生产的花费

每对夫妻都想知道，生育一个孩子到底要花多少钱。生产的花费则因

你选择的生产方式及医院有所不同。现在大部分的费用都将由医保、生育保险担当。但还有几个问题可能需事先了解

- 医保、社保担当的范围包括哪些？其中生育保险享受四项待遇：产前检查费、生育津贴、生育医疗费、计划生育手术费。
- 剖腹产负担多少？
- 高危妊娠包括哪些范围？
- 医保、生育保险担当是否限制病房等级？
- 住院以前，是否要办理什么程序或手续？
- 怀孕期间哪些检查可报销？
- 分娩及生产时所做的哪些检查可报销？
- 分娩及生产时，哪一种麻醉方式可报销？
- 住院时间有没有限制？
- 胎儿出生后的费用包括哪些？
- 根据保险规定，宝宝是否还有其他额外的花费？

目前，在中等城市，普通病房 30～70 元/天，单人房 300～500 元/天。选择无痛分娩约 600～900 元，顺产 3 000～5 000元，剖腹产7 000～9 000元。

准妈妈站、立、坐、行走时应注意什么？

准妈妈在怀孕期一般注意不要疲劳，避免长时间站、立、坐或走路，行动要舒缓，要避免不协调的动作，避免冲撞、颠簸行为。可以几种体位交换进行，其中间(如中午)尽可能卧位休息一会，一般采取侧卧位和左侧卧位较好，切记避免仰卧位，有条件可抬高下肢卧位休息。

准妈妈应避免哪些家务劳动？

准妈妈应避免那些强体力的或增加腹压的家务劳动，如搬运、担、提、推、拉重物。不向过高或过低处探取物品；不要长时间下蹲或低坐位做家务，如洗大件衣物等；不做接触有害物质的家务，如接触染料、化学药品、有毒喷雾杀虫剂、长时间的电离辐射、清洗和更换宠物窝棚等；不做过冷或过热刺激的家务劳动、远离高频或震动明显的电器设备。

准妈妈为什么要查血型？

准妈妈查血型主要是为治疗孕产期发生的出血性疾病做好准备。孕期发生的各种流产、早产、前置胎盘、胎盘早剥等症均可引起大量出血，分娩过程中的产后出血更是发病率高，来势凶险，需大量输血。根据准妈妈所查血型事先准备好相同型血，以便在发生上述疾病或发生产后出血时及时抢救。孕期还有一种较少见到的疾病，这就是母婴血型不合，在母婴血型不合的疾病中主要有ABO型和Rh型两大类，查血型可引起医生对相关疾病的注意，及早预防或干预。

孕期能过性生活吗？

怀孕头三个月过性生活会刺激子宫收缩易发生流产，最末一个月性生活时对腹部压迫易引起早产，还易造成感染，危及母儿，应避免。其余孕期可过性生活，但应注意动作轻柔，次数不宜频繁(关于性生活，参见怀孕第17周)。

怀孕第 1～2 周 刚刚怀孕

怀孕是世间最奇妙的事，即使刚怀孕也是如此。卵巢位于盆腔内，紧靠着子宫及输卵管。排卵时，输卵管的末端会靠近卵巢。

性交时，大部分精液会流出阴道外，只有少量（2～5 mL）会留在阴道内，每 1 mL 精液中约有2 000万个精子。因此，每次射出的精液中，含有4 000万～1 亿个精子，但只有约 200 个精子能够到达输卵管的卵子处。其中也只有一个精子能与卵子结合，这个过程称为受精。

受精后 8 周前的人胚称为胚胎，是其主要器官结构完成分化的时期。受精后 9 周起称为胎儿，是其各器官进一步发育渐趋成熟的时期。妊娠时间通常以孕妇末次月经第 1 日计算，全过程约为 280 日，以 4 周（28 日）为一个妊娠月，共 10 个妊娠月。

卵子的受精

受精现象多半发生在输卵管中段（通常在输卵管外三分之一段和中三分之一段交界处），而不是子宫。精子向上游出子宫腔，进入输卵管，并与卵子相遇。

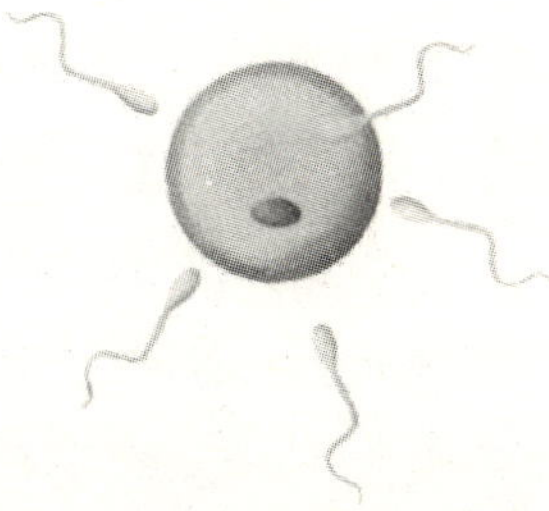

图 3-1　受精

当精子与卵子相遇时，精子必须先穿透卵子最外面的辐射状冠层，然后溶解卵子的透明放射状区层。虽然此时还有许多精子想穿透卵子表层，但通常只有一个精子能顺利通过，进入卵子，并与之结合。

精子穿透并进入卵子后，其头部会附着在卵子内侧表层，精子的薄膜与卵子的薄膜会互相融合，并在同样位置形成另一层薄膜。精子进入后，卵子表面会立刻起变化，以阻止其他精子进入。

男孩或女孩？

宝宝的性别，在受精的一刹那，就已经由精子决定了。带着Y染色体的精子与卵子相遇，孕育出的宝宝就是男孩；带着X染色体的精子与卵子相遇，孕育出的宝宝就是女孩。

精子一旦进入卵子，就会将尾巴丢掉。精子的头部会增大，形成精原核与卵原核的染色体交融。当这种情形发生时，来自双亲的信息及特征，也会因此交互融合。父母双方的染色体，赋予胎儿独特的特性。人类染色体的数目，正常为46个，父母双方分别提供23个。也就是说，胎儿体内的染色体及特征来自于双亲。

预产期

怀孕周数（月经周数）

这是从最后一次月经开始的那一天算起的算法，这种算法要比真正的受孕日早了2周，大多数医生也都是根据这种算法与孕妇讨论怀孕的，这种算法的怀孕期为40周。

排卵周数（受孕周数）

这是从真正受孕的日子开始计算周数，因此，孕期平均为38周。

预产期的计算

预产期之所以重要，主要是因为它可以帮助医生确定何时需要做哪些特殊检查，或协助医生安排常规检查。预产期的计算也有助于估算胎儿的生长及大小，还能指出是否怀孕时间过长。

准妈妈们知道怎么推算预产期吗？大多数妇女，并不知道自己受孕的确切日期，但多数都记得自己最后一次月经开始的日子，因此，可以借此推算受孕日。多数妇女的受孕时间(即排卵日)大约在两次月经之间，也就是下一次月经往回推算2周，就是排卵日。

对于月经规则的妇女来说，如果每月来一次月经，预产期的计算方法是最后一次月经的月份+9或-3，最后一次月经的日数+7。例如：最后一次月经为1月1日，预产期则为10月(1月+9)8日(1日+7)。又如最后一次月经为12月3日，预产期为9月(12月-3)10日(3日+7)。

许多人用周数来计算怀孕期，这也是一种简单的方法，但因为这种算法也是以月经为计算基准，而实际的受孕时间应在2周后，因此有时还是会搞不清楚。举例来说，如果医生说你已经怀孕10周(从最后一次生理期开始的日子算起)，但实际上，你只怀孕8周。

你可能还听说过阴历的算法，这种算法是借着月亮的周期来计算，每个月有28天。从最后一次生理期开始那一天算到预产期是280天，因此这种算法的怀孕期，有10个月之久。

如果月经不正常，不到1月一次，或6周来一次月经，预产期就不能按上述公式计算了，此时需根据最早出现恶心、厌食等症状，最早出现尿、血妊娠试验阳性的时间来推算，但是，更准确的是根据医生检查的子宫大小来决定预产期。如果月经的周期是6周一次，在停经8周时，刚开始有早孕反应，最早出现尿、血妊娠试验阳性，妇科检查子宫只有6周大小时，那么，真正的预产期按公式推算比预产期要向后延长2周了，如果最后一次月经为1月1日，预产期不是10月8日，而是10月22日了。

对准妈妈说：

你应该将预产期当作是一个目标——一个令人期待且能让你充分做好准备的日子。

你必须建立一个正确的观念，预产期只是粗略估算出来的，并不是确切的日子。只有大约5%的产妇会在预产期当日分娩。你应该把预产期当成目标，一个令人期待且让你能充分准备的日子。

孕妇的营养

如果怀孕前你的体重正常，就应该在怀孕期间增加热量的摄取。在早孕期间，应该每天摄取约含2 200卡热量的食物。在中、晚孕期间，每天应该再多加300卡热量，这些额外的热量，能提供你及胎儿生长的所需。胎

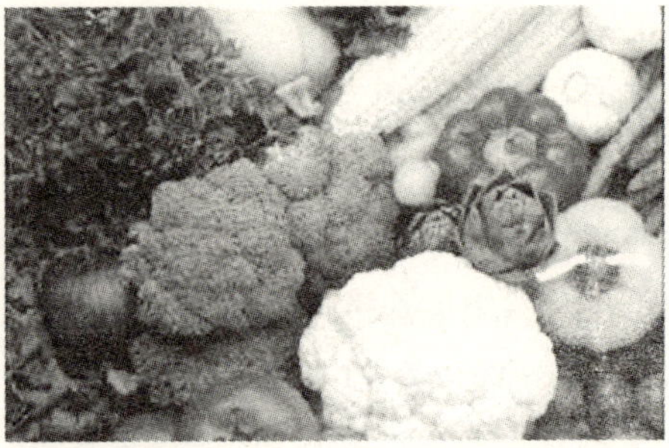

图 3-2　花样多变的蔬菜

儿能够利用这些能量制造及贮存蛋白质、脂肪及糖类，让胎儿身体的功能正常运作。额外的热量，还能供给你身体变化的所需。例如，子宫会增大，血液量会增加约35%～45%，这些都需要额外消耗孕妇的能量。

只要饮食均衡、吃花样多变的食物，就能满足你对营养的需求。不过，热量的"质"也非常重要，天然且新鲜的食物，要比盒装或罐装的食物好得多。

至于额外增加的 300 卡就要小心了，并不是要你将蛋白质的量加倍，事实上，一个中等大小的苹果及一盒低脂酸奶，加起来的热量就超过 300 卡了。

表 3-1 推荐了 1 周的食

表 3-1　1 周食谱推荐

星期	早餐	午餐	晚餐
一	小米粥 1 碗，鸡蛋 1 个，水果 1 份	面条 1 碗，排骨 1 份，海带 1 份，西红柿鸡蛋汤 1 碗	米饭 1 份，青椒炒肉丝 1 份，绿叶菜 1 份，牛奶 1 杯
二	豆浆 1 杯，鸡蛋 1 个，全麦面包或寿司 1 份	米饭 1 份，马铃薯炒猪肝 1 份，木瓜 1 个，鲜果汁 1 杯	米饭 1 份，酸菜炒牛肉 1 份，蔬菜 1 份，牛奶 1 杯
三	蒸鸡蛋 1 份，蛋糕 1 份，水果 1 份	米饭 1 份，鲜鱼 1 份，蔬菜 1 份，水果 1 份	豆干 1 份，麦片 1 碗，炸羊肉 1 份，蔬菜 1 份
四	豆浆 1 份，烤土司 1 份，水果 1 份	水饺 1 份，水煮虾 1 份，蔬菜 1 份，水果 1 份	米饭 1 份，青椒牛肉丝 1 份，酸菜鲫鱼汤 1 碗，牛奶 1 杯
五	稀饭 1 碗，鸡蛋 1 个，水果 1 份	米饭 1 份，鸡肉炖蘑菇 1 份，炒青菜 1 份	米饭 1 份，红烧肉 1 份，蔬菜 1 份，牛奶 1 杯
六	牛奶 1 杯，鸡蛋 1 个，火腿三明治 1 份	米饭 1 份，牡蛎豆腐汤 1 份，蔬菜 1 份，水果 1 份	面条 1 份，芹菜炒鱼片 1 份，肉丝木耳汤 1 份，鲜果汁 1 杯
日	元宵 1 份，水果 1 份，全麦面包或寿司 1 份	米饭 1 份，家常黄鱼 1 份，青椒牛柳 1 份，水果 1 份	水饺 1 份，紫菜黄瓜虾米汤 1 份，牛奶 1 杯

其他须知

孕期出血

如果怀孕期间出现阴道出血，必定会引起你的焦虑。怀孕早期出血，你一定会担心胎儿的健康，也会害怕引起流产（关于流产，参见怀孕第8周）。

事实上，孕期出血并非个案，根据研究人员估计，每五个孕妇当中，就有一个曾在怀孕早期发生出血的现象。尽管这种现象确实会使人担忧，但不是所有出血的孕妇都一定会流产。

受精卵着床时，囊胚会凿穿且附着在子宫内壁，着床时会引起出血现象。这时，你可能不知道自己怀孕了，因为还不到下一次月经期，出血会让你以为是月经提早来了而已。

如果出血严重，医生可能会安排你做超声波检查。有时候，超声波检查或许能找出出血的原因，但在怀孕早期，多半无法找出确切的原因。

大多数医生建议，在怀孕早期出现出血情形时，最好是多休息，减少活动，避免性交。药物的治疗在此时的帮助并不大。

预防巨大儿发生

一旦怀孕，不要整天待在家里坐着或躺着，应适度参加活动。同时应当均衡补充营养，减少高热量、高脂肪、高糖分食品摄入，保持自身体重和胎儿体重的均匀增长。整个孕期可以参照表3-2关注胎儿的生长进程，当发现胎儿增长过快时，应及时到医院检查，及早干预，避免巨大儿的发生。

表3-2 胎儿的生长进程参照表

孕周	胎儿每周平均增长的体质量
15～16周	10g
17～27周	85g
28～38周	200g
39～40周	70g

当你选择医院时，要考虑的条件

- 医院是不是就在附近？
- 医院的整体配置符合你的要求吗？
- 医院能为你提供哪些优质服务？
- 医院对配偶的规定有哪些？分娩时，他可不可以在旁陪伴？
- 当你必须剖腹产时，配偶能不能陪同？
- 医院有没有设置分娩中心、婴幼儿治疗中心？

对准爸爸说：

请与准妈妈“共同怀孕”。怀孕对夫妻双方来说，都是一段奇妙的体验，虽然胎儿的成长是在准妈妈体内进行的，但准爸爸的重要性也毋庸置疑。怀孕之后由于生理上的变化，准妈妈常会出现莫名的焦虑感，此时准爸爸要有“共同怀孕”的心态，多花时间去陪伴、安慰伴侣，让妻子具有安全感、愉悦感，保持身心健康，这对孕程十分有益。

准妈妈手记

十月怀胎的辛苦，每一位妈妈都不会忘记，从受孕到胎儿诞生，整个过程会产生很多生理变化，把这些变化及现象记录下来，作为一辈子的纪念，对确保母子安康和顺利分娩也有一定的好处。

医生也许不会告诉你记孕期日记，其实操作起来是很方便的，你可以每天都记，也可以两三天或四五天记一次。记的内容，可随心所欲地发挥，什么都可以写，可长可短，比如早孕反应怎么开始和结束的、什么时候听到胎心音了、感觉到胎动了等等，这对产科医生了解你的孕期健康是很有帮助的。

当然，在怀胎10个月里，准妈妈你的身心感受、胎宝宝的成长状况都会发生着一系列的变化，所以你可以将亲身体验到的每一个细微的感受、每一件有趣的事情记录下来，还可以不定期地让准爸爸给你拍一些照片，然后贴在日记里面，图文并茂，定会乐趣无穷。这些内容主要有

- 末次月经日期。
- 妊娠反应。

- 胎动日期及次数。
- 阴道出血及流水。
- 产前检查情况。
- 患病及用药情况。
- 与医生交流情况。

以上记录，看似流水账，实则是首母爱之歌。待宝宝长大后再拿出来，必将是赠给宝宝的人生珍品。

早期妊娠纪要

怀孕可以做的运动（包括有氧运动及强化肌肉的运动）

怀孕期间，可能会感兴趣的运动

可以利用哪些时间做运动

下一次产检时，想要问医生的问题

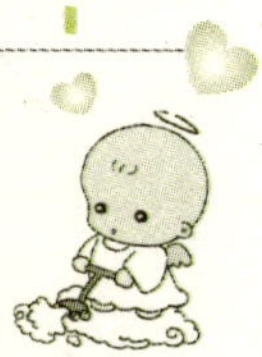

记录怀孕期间所增加的体质量

周数	产检时的体质量(千克)	增加的体质量(千克)
4		
8		
12		
16		
20		
24		
28		
32		
34		
36		
37		
38		
39		
40		

体质量总计增加：________________(千克)

写给宝宝的一封信

TO MY BABY

怀孕第3周

胚胎期开始。受精卵在输卵管中行进 4 天到达子宫腔，然后在子宫腔内自由地停留 3 天左右，等待子宫内膜准备好了，便在那里找个合适的地方附着在子宫壁上（称为着床或种植），然后钻进子宫内膜的内层。

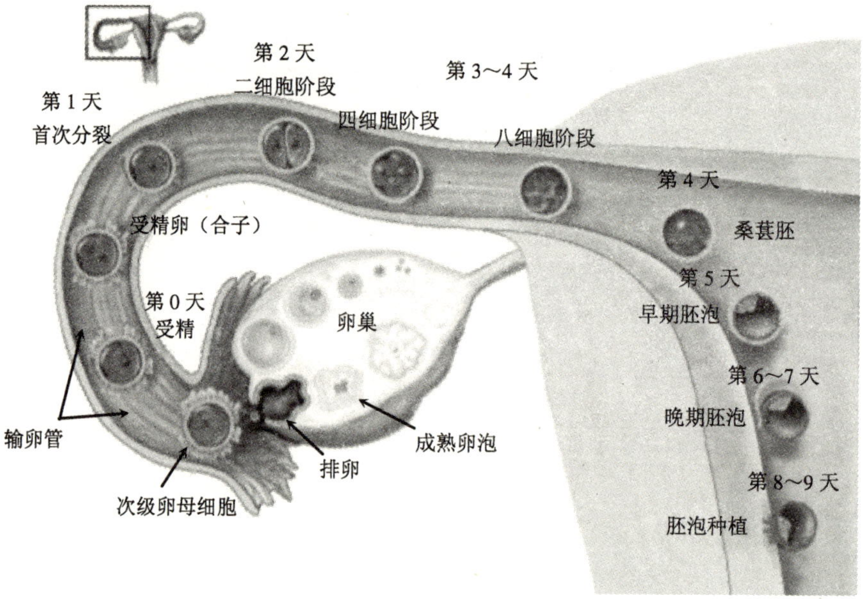

图 4-1　着床的过程

受精卵在输卵管移动过程中将经过多次分裂，形成一个细胞团，这些细胞又叫做胚叶细胞。当胚叶细胞继续分裂，会渐渐形成实心的球状体，叫做桑葚胚，桑葚胚内的液体也会渐渐积聚，形成胚泡，不过此时胚泡仍非常小。当胚泡进入子宫腔时，仍然会持续生长及发育，同时开始分化，一部分变成胎儿，另一部分变成了供给胎儿营养并保护胎儿的附属器官。这是生命的第1周。

小生命在第2周时生长得非常迅速，脊椎形成了，脑组织、脊髓及神经系统，还有眼睛，都具有了一定的雏形，脊椎的另一头是一个小小的尾巴。此时开始有血管，心脏尚未形成。

胚胎的状况

此时孕妇腹中的胚胎还非常小，但它正以非常快的速度分裂及生长。胚胎的实际大小有如针尖一般，大约只有0.15毫米，肉眼勉强看得见，这群细胞一点也不像胎儿的模样。

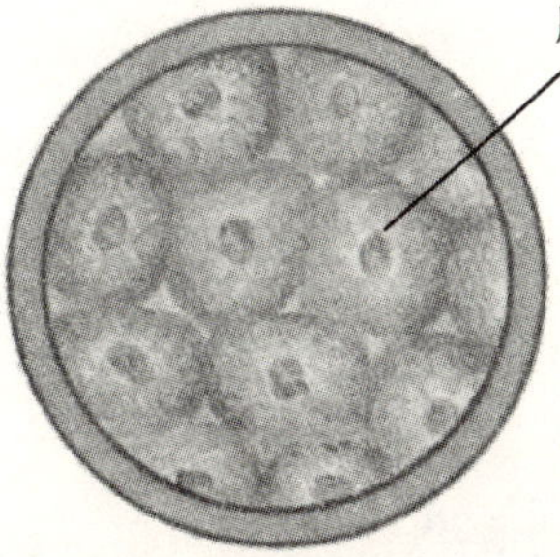

图4-2 刚受孕3天的胚胎

孕妇的变化

在怀孕第3周，大部分的孕妇根本还感觉不到任何改变，只有极少数知道自己怀孕了，因为这时甚至还没有到下一次月经期。

有些孕妇在排卵的时候，自己会有感觉，例如腹部可能会轻微疼痛，或阴道分泌物增加。当受精卵在子宫腔内着床时，有些孕妇会有少量出血的现象。不过，这些变化对你来说，似乎都还嫌太早。你的胸部还没有开始变大，任何怀孕迹象似乎都还没有出现。

孕妇的营养

(1) 饮食多样化，营养要均衡。为了提供给胎儿良好的成长环境，准妈妈必须注重营养的均衡摄取，让饮食多样化，不偏食、不挑食，才能充分摄取到完整而丰富的营养。同时，怀孕后应少吃油炸类、熏烤及腌渍类的加工食品，避免增加身体负担；多选用深绿色的蔬菜及豆荚类、绿芦笋等蔬菜，以增加叶酸的摄取。

(2) 多休息，保持充足睡眠。怀孕之后，准妈妈常会觉得精神不佳，动不动就想睡觉，其实这是正常的生理现象，原因在于体内激素的改变，再加上刚开始既期待又怕受伤害的怀孕心情，都会让准妈妈感到疲惫不堪。特别要提醒你，怀孕初期如果过度劳累，容易造成意外的流产。因此，充足的休息与睡眠对准妈妈来说十分重要，尤其是高龄产妇或曾有流产史、患有慢性疾病的准妈妈，更要避免过度劳累，想休息的时候就尽量休息。

其他须知

运动

有氧运动是最能促进心肺功能的活动。要达到最佳效果，每周最少要做 3 次有氧运动，心跳维持在每分钟 110～120 次，并且至少持续做 15 分钟。这项运动不分年龄，是适合一般人的运动目标。

怀孕期间可以运动吗

怀孕后，孕妇可能会对运动产生疑虑：到底能不能做运动？应不应该做运动？

事实上，孕妇更要加强心血管功能的锻炼。身体健康的孕妇，更能胜任分娩的辛劳。不过，怀孕时运动还是有风险的，一旦发生下列情况，就会对胎儿造成伤害

- 体温升高。
- 进入子宫的血流减少。
- 伤害到准妈妈腹部。

不过，你还是可以谨慎挑选适合的运动，不要让体温增加到 37.5 ℃以上。有氧运动很容易使体温上升，甚至超过上述温度，因此必须特别小心。脱水也容易使体温上升，因此天气太热时，不要运动太久。

从事有氧运动时，血液通常会集中到运动的肌肉或皮肤等部位，使得流向子宫、肝脏或肾脏等部位的血流减少。因此，一般都建议怀孕时应该从事较缓和的运动，以免出问题。怀孕时也不适合创新纪录，当然也不适合跑马拉松。怀孕后，运动时的心跳最好不要超过每分钟 140 次。

有许多类型的运动很适合怀孕前、中期，以及生产后的孕妇，它们各有好处。对于想塑身、维持身材的孕妇来说，有氧舞蹈是最受欢迎的。而锻炼肌肉的运动，也能够增加体力，因此也越来越受欢迎。

怀孕时最适合的有氧运动

大家或许曾听说，有些孕妇可以持续剧烈运动，直到生产。据说某位奥运选手，怀孕后仍能勇夺冠军。但是这些严格的训练及肉体所受的压力，绝非一般人所能承受得了。以下列出的是几项适合孕妇的有氧运动>>

- 快步走；
- 健身自行车；
- 游泳；
- 其他为孕妇设计的有氧舞蹈。

如果你在怀孕前就有做有氧运动的习惯，怀孕后仍然可以继续做，但最好降低运动的速度。如果发现出血或有提前分娩的征兆，就应该改选其他运动。

怀孕后并不适合开始学习新的有氧运动课程或增加训练内容。如果怀孕前并没有剧烈运动的习惯，怀孕后最好选择散步或游泳等较缓和的运动。

在你开始做运动前，最好先将要做的运动告诉医生，并询问医生的意见。参照最近的健康状况及原来的运动习惯，找出最适合自己的运动。

运动的一般准则

在怀孕第1～3个月，基于安胎的理由你可能比较不敢乱动，但完全不动也不好。有几个注意事项你可以参考>>

- 在开始任何运动课程前，先把以前怀孕时曾经出现过的问题，提出来与医生讨论。利用心跳率来决定运动强度，一般而言以不超过每分钟140次为原则。

- 每一次运动15分钟，休息5分钟。

- 运动前后充分做好暖身及舒缓动作。在运动前、运动中和运动后的三个阶段要适当补充水分，以免导致体温过高的现象。
- 运动时，穿着冷暖适中的舒适衣物，还要穿上舒服的鞋子。
- 要避免跳跃和震荡性的运动以及避免含有改变方向的运动。
- 运动最好合乎一般标准，适度就好。不要做危险的运动，如骑马等。
- 避免在炎热和闷热的天气状况下做运动。
- 怀孕 4 个月后，禁止做背部仰卧运动，因为平躺的姿势，会使流到子宫及胎盘的血量减少。
- 运动完最好左侧卧，休息 15～20 分钟。

怀孕笔记

怀孕第4周

胚胎的状况

在这个怀孕初期，腹中的胚胎还非常小，身长约0.3～1毫米。胚胎持续发育，许多重大的变化也在此刻发生。植入子宫内膜的胚胞正向子宫内膜的更深处侵入，羊膜腔也在此时开始形成，负责生产激素、输送氧气及养分到重要器官及胎盘，同时胎盘与母体之间的血管网络也开始形成及建立。

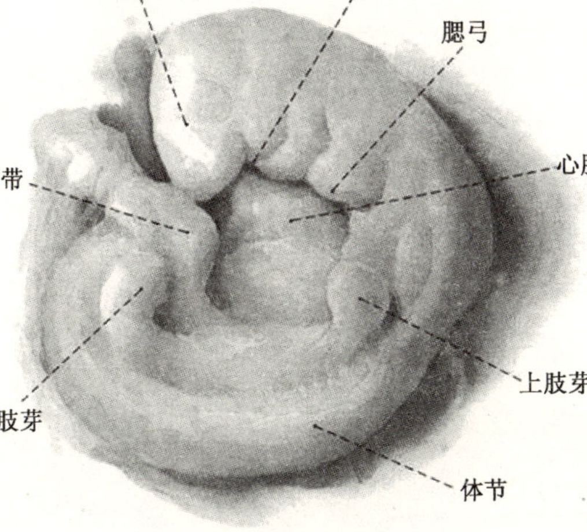

图5-1　怀孕第4周的胚胎

孕妇的变化

因为胚胎非常小，你也还没有显现出怀孕的样子，更没有出现体重的增加和体型的改变。

这个礼拜结束前，该来的月经还没有如期而至，你可能首先就会想到：是不是怀孕了？

孕妇的营养

怀孕后，要开始准备增加体重，这对你及胎儿的健康非常重要。无需天天看着体重计，盯着它上升，但也不能放任不管。你可以通过吃得合理、有营养来控制体重，不能随心所欲地吃，除非你没有体重过重、热量过高的问题。后面几周，我们会继续讨论这些主题。

考虑可能出现的贫血现象，应在饮食上增加奶类、豆类品、动物肝脏和瘦肉等，同时还要多食用新鲜蔬菜和水果，这将有利于铁的吸收。如果血红蛋白低于 100 克/升，可向医生咨询补充各种铁剂药物和维生素的知识。

保证充足的营养对孕妇来说是极其重要的，但是饮食过量对孕妇和胎儿都是不利的。吃得过多，孕妇体重增加过快，会导致过度肥胖；胎儿也有可能体重超重，给分娩带来困难，最后只有选择剖宫产。

也许你会问，胎儿长得大，身体结实，有什么不好？其实这是不对的，胎儿如果是在妈妈营养过剩的基础上发育起来的，由于妈妈血糖代谢异常，造成胎儿较胖，将来出现心血管疾病或糖尿病的机率比正常的胎儿要高。

孕妇体重过重、营养过剩，对胎儿不利，那么孕妇怀孕期间减肥，对胎儿就没什么不利影响了吧？这也是不正确的，如果孕妇的体重增加较少，出生的婴儿体重就轻，体质较差，患病的机会就多。

因此，孕妇要合理饮食，明白随着妊娠时间的增加，体重会随之增加，也要注意避免饮食过量，过于肥胖的情况。

其他须知

胚胎的异常发育

怀孕时，几乎所有的准父母都会担心腹中的胎儿是否健康。其实，不必多虑。据估计，新生儿中只有不到 3%会出现重大的先天畸形。

在第 3～8 周，各种致畸因素都会导致胚胎缺陷，这个时期叫做致畸敏感期。在此期间，各系统的敏感时间也不相同。中枢神经系统在胚胎第 3～6 周最敏感，是人体胚胎最早感受致畸因素的系统。如果在这个重要的时间，接触了某种特定物质，就会造成胎儿先天畸形。

胎儿体内重要的器官，大约在怀孕 13 周左右就已经大致完成。主要器官发育完成后，接触这些特定物质所造成的伤害，可能就只会造成生长迟滞或使某种器官的发育较差，但不会造成严重的构造缺陷。

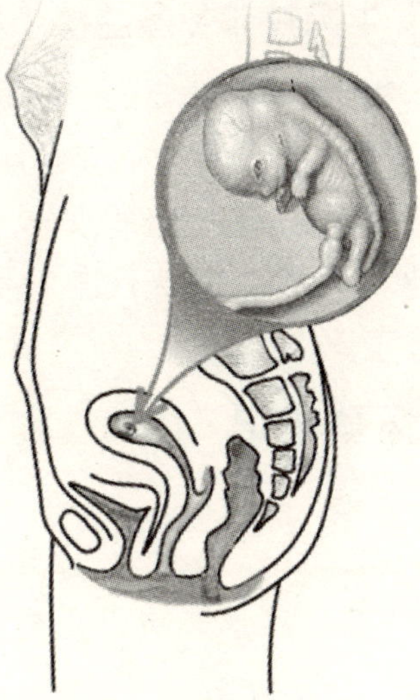

图 5-2　胎胚异常发育

便秘

怀孕时，你的排便习惯可能会改变。多数孕妇会因肠蠕动较慢而使排便习惯变得不规律，导致有点便秘，也容易产生痔疮(关于痔疮，参见怀孕第 14 周)。

多喝水、多运动能避免便秘。便秘时，许多医生会建议孕妇食用糙米及芹菜等，这些能增加食物中的纤维质，也有助于减轻便秘。海藻类、薯类等富含食物水溶性纤维的食品不仅能够提高小肠的吸收速度，并且能够把胆固醇也一起排出。

除非得到医生的许可，否则不要自行服用泻药。如果便秘一直没改善，最好去看医生。大便不要用力过度，否则会导致痔疮。

牙齿疾病的防治

怀孕期间罹患牙齿疾病将会困扰你的生活，因此应该注意对牙病的防治。

怀孕之前需要做一次全面的口腔疾病检查，修补龋齿和残牙，拔出可能引发冠周炎的智齿。怀孕后也要定期到医院检查，最好在怀孕初期和中期各做一次口腔检查，发现口腔疾病治疗的最佳时间在 16～24 周。

记得平时要充分保持口腔清洁，及时刷牙、漱口，避免罹患口腔疾病。

牛奶并非多多益善

牛奶中含有丰富的蛋白质、脂肪、维生素和微量元素，尤其是钙的含量高，且容易被人体吸收，是孕期的保健佳品。但这些营养成分的代谢、消化和吸收需要消耗大量的水分，如果大量引用而忽略水的摄取，会导致严重缺水。通常孕妇每天保证2～3杯(约500～800 mL)牛奶就完全可以满足需要了。

怀孕笔记

怀孕第5周

胚胎的状况

此时胚胎长约 0.6 厘米，大小像苹果籽一样，外观很像个"小海马"。

本周细胞迅速分裂，主要的器官如肾脏和肝脏开始生长。连接脑和脊髓的神经管也开始工作，原肠开始发育。胚胎的上面和下面开始形成肢体的肢芽，这些小肢芽将来形成胎儿的手和腿。形成嘴巴位置的下方有些小的皱摺，将来会发育成胎儿的脖子和下颌。本周面部器官开始形成，鼻孔可清楚地看到，眼睛的视网膜也开始形成了。胎儿躯干的骨架，也在这周开始发展。

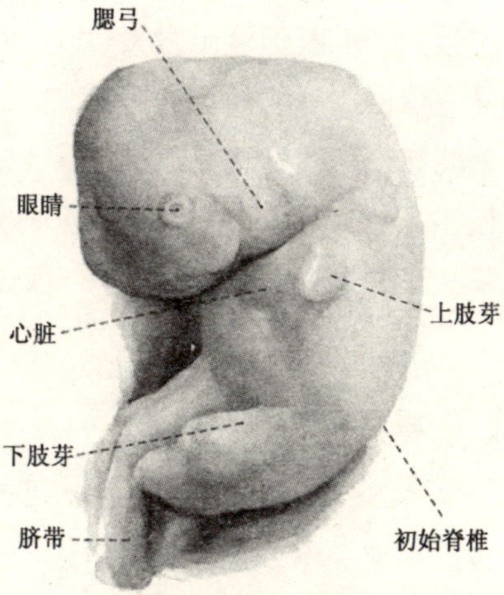

图 6-1　怀孕第 5 周的胚胎

孕妇的变化

进入第 5 周后，月经还没光顾，就应赶紧去医院做个早孕检查，或者自己购买早孕试纸试试看。这个时候，大部分孕妇还没有早孕症状，身体也还没有太大改变。即使你已经察觉自己似乎怀孕了，但要让亲友都发觉到你的体型改变，似乎还早呢！

你可能也注意到自己的乳房发生了变化。乳房及乳头常会出现刺痛或疼痛，乳晕也可能会变黑，乳头周围的腺体也可能隆起。另一个怀孕初期常出现的症状，就是容易感觉疲倦；尿频的现象有所加剧。

真的知道自己怀孕后你可能反而会不安。欣喜同时又隐隐失落，你的心境也许会时常波动。这是很正常的。

对准妈妈说：

如果你觉得疲倦，请少吃糖、少喝咖啡，因为这两种东西不但不能消除疲劳，反而会让你觉得更累。

孕妇的营养

怀孕期间你很可能有妊娠反应，民间通俗称为“害喜”。虽然并不是每个孕妇都会有妊娠反应，但还是有许多人会出现恶心及呕吐等。

受精卵着床之初，会遭到母体免疫系统的强烈排斥，幼小的胎盘组织能产生人绒毛膜促性腺激素(human chorionic gonadotropin, HCG)及特异性蛋白质等物质，这些物质协调了母体与胚胎的关系，使胚胎在子宫安全驻扎下来。HCG 会让妊娠试纸出现颜色变化，可用于检验早期的怀孕征兆，但它也是引发早孕反应的元凶。HCG 的数值，会在怀孕的 12 周结束时逐渐下降，让你不舒服的恶心及呕吐渐渐好转。

减轻早孕不适的方法

- 尽量少量多餐，既不要让胃撑得太饱，也要避免空腹。
- 无论呕吐轻重，都不要不吃东西，以免身体太虚弱。
- 多补充水分或多吃流质的东西，避免脱水。
- 找出会让你觉得恶心的一些食物、气味及状况，并尽量避免。
- 咸食能抑制一些人的恶心症状，但应少食过咸、油腻和刺激性食物。
- 饮食应清淡可口，有营养，易消化，不要过多吃巧克力、甜食、肉和鱼。

● 保持室内空气凉爽清新。凉爽新鲜的空气，会让你感觉比较舒适。

● 可以在睡前吃一点高蛋白质或高热量的点心，让血糖维持稳定。

● 在床边放一些饼干或谷片等，在早晨醒来时，先吃一点再下床，这有助于抑制胃酸。

● 可做深呼吸缓解呕吐，当你妊娠反应较重或感到不放心时，应首先找专业医生诊治。

● 从心里逐渐接纳你的胎儿，相信自己能顺利度过这段时期，过些日子这些症状就会自然而然地消失了。

不同准妈妈的害喜时间有所差异，通常，一般人在妊娠6～10周时比较严重，有些孕妇则要到20周左右才会好转。个别甚至会持续到分娩结束为止。如果害喜超20周还没有消失，也有可能是消化系统疾病，这时最好到医院检查。

化验与检查

妊娠试验

现在验孕试剂的敏感度（正确性）越来越高，可以检查出非常早期的怀孕征兆。验孕主要是测定是否有人类绒毛膜促性腺激素，这种激素出现在怀孕早期。现在的验孕试剂，能在下一次月经期之前，就显示出怀孕。许多试剂，甚至能在怀孕才10天（也就是预定月经该来之日的前4天），就能显示出阳性（表示怀孕）的结果。不过，为了保险起见，最好还是等到下一次月经期没来以后，再到医院检查，或买试剂自己检查，免得浪费金钱及心力。

其他须知

初次产检的重要性

建议有怀孕计划的女性，如果发现月经到期没来，最好立刻前往妇产科进行验孕确认，因为愈早确认怀孕，就可以愈早为照顾自己与胎儿的健康做准备。

值得注意的是，对于第一次到妇产科进行验孕的女性来说，“问诊”是相当重要的，如果没有做好确实的问诊内容，很可能因为误判月经周期而影响到对于怀孕信息的了解，如预产期的计算。所以在初次问诊时，尽量提供正确且详尽的内容。

检查项目

- 初次产检，会先验孕确认是否怀孕。
- 问诊。了解过去史，有无药物过敏、生活形态、家族史、孕妇病史、本次怀孕不适症状。
- 身体检查。血常规、筛查地中海型贫血、ABO血型、RH血型、梅毒、尿常规等检查。
- 超声波检查。确认怀孕周数及是否有宫外孕等情况。

妊娠与工作

还在工作的准妈妈可能会有额外一件烦心事影响情绪。事业对一个人的重要程度经常会与家庭相比较，甚至在当代这个竞争日趋激烈的社会，事业的重要性可能远远超过了家庭，一些准妈妈把家、把老人，甚至将来还要把宝宝交给保姆。宝宝到来这一消息，如何告诉周围人——特别是掌握着你事业生死大权的顶头上司；正处于职位晋升，业绩考察该怎么办？繁重的工作该不该以此为由要求减少等等诸多问题都会困扰着准妈妈。已经有很多别的什么人或事物，告诉过你要注意事业与家庭的平衡，可如何平衡，还要看你自己的取舍。也许，站得远一点，反而可以看得更清晰。

这些困扰和烦恼在有些情况下尤为强烈，经常会明显地从兴奋转变为突然的消沉。因此，准妈妈要意识到这些，努力宽解自己。

怀孕的前3个月经常呕吐，是否会造成营养不良？

据统计，50%～70%的女性会在怀孕的最初几周出现恶心及呕吐，但是不会影响到体内正常的新陈代谢；即便在孕期前3个月经常呕吐，也不会营养不良的。除非呕吐极其严重，才有可能出现营养摄取的问题。如果体重大幅度下降，感觉虚弱，就需要及时去看医生。

怀孕笔记

怀孕第6周

胚胎的状况

怀孕第6周的时候，胚胎快速地成长。本周胚胎头顶到臀部的长为2～4毫米，质量约1.5克。因为胎儿大多双腿弯曲，很难测量头顶到脚跟的长度，因此采用测量头顶到臀部的方式更为普遍。

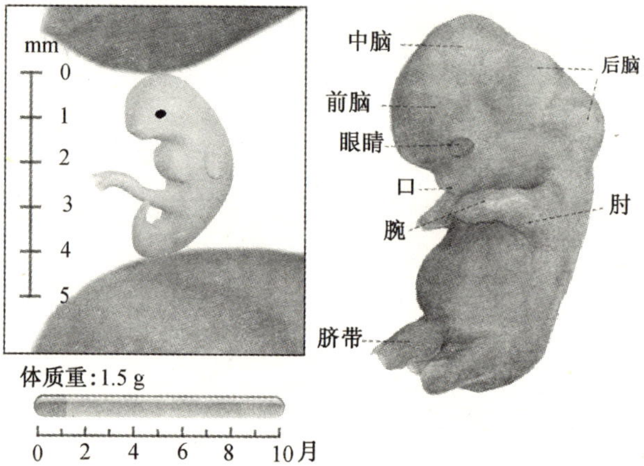

图7-1　怀孕第6周的胚胎

图7-1中，胚胎面部黑色的小点，将来是宝宝的眼睛；小的空洞是鼻孔；深凹下去的地方，将会发育成宝宝的耳朵。形成宝宝手和腿的地方变化也越来越明显，胚胎的手和脚这时候看上去很像划船的桨。此时，脑下垂体腺和肌肉纤维也开始发育。胚胎的心脏在这时候大约可以跳到150次/分

钟，相当于成人心跳的 2 倍，只是准妈妈在这时候还无法直接听到和感觉胎儿的心跳，但透过超声波检查可以观测到。在怀孕 6 周的时候胚胎会发生轻微地转动，但是准妈妈还感受不到这一奇妙微小的变化，直到怀孕四个半月后准妈妈才能够感受到胎儿在腹中的运动。

孕妇的变化

这时，你的体质量可能会增加 1～2 千克。早孕反应开始在这个时候出现，大多数准妈妈会恶心、呕吐、食不下咽，有时候不仅是在早晨，甚至一整天都会随时呕吐。这些令人心烦的症状，大约 3 个月之后方会结束。

这个月，准妈妈腹部外观并未有多少变化，但子宫变化明显。怀孕前的子宫像一个握紧的小拳头，现在它增大了，而且变得更软。

阴道壁及子宫颈因为充血而变柔，呈紫蓝色，子宫峡部尤其柔软。当子宫成长时，腹部可能会感到些轻微的痉挛，或者瞬间的刺痛，这些都很正常，你不用紧张。

如果你在此时做骨盆检查，医生通常就能摸到子宫，也会注意到子宫大小似乎有了改变。

孕妇的营养

怀孕时，为了得到所需的营养你必须慎选食物，不能随心所欲，必须吃得适当吃得好，并且最好有个饮食计划。你应摄取富含维生素及矿物质的食物，特别是铁质、钙、镁、叶酸及锌。此外，你还需要补充纤维质及液体，以减轻便秘的问题。往后我们会继续讨论如何从每一种食物，得到足够的营养，并会在每周的营养提示中加以提醒。

下面显示你一天所需食物的种类及所需的量

- 乳制品 2 份。
- 蔬菜 4 份。
- 面包、谷类、面条、米饭 6～8 份。
- 脂肪、甜点以及其他。
- 仅含糖分的食物 2～3 份。
- 肉类及其他蛋白质来源 2～3 份。
- 水果 3～4 份。

对准爸爸说：

下了班，带一些妻子喜欢吃的东西回家，或者亲自下厨煮顿晚餐给她吃。

其他须知

念珠菌阴道炎

念珠菌性阴道炎多见于妊娠期妇女。这是由于妊娠期妇女的雌激素和孕激素水平较非孕期增高，使阴道上皮的含糖量增加，导致念珠菌得以大量繁殖和生长。若加之其他因素，如穿化纤内裤，或外阴部卫生不到位，或使用大量抗生素和激素等，其感染率则会更高。

治疗时，患者应注意选择对胎儿毒性小的抗念珠菌药物。使用的药膏对孕妇来说很安全，配偶也不需要接受治疗。

其次，要做到治必彻底，预防复发。再次，患者必须积极消除导致念珠菌性阴道炎复发的诱因，穿宽松、透气性良好的棉布衣裤，避免使用大剂量激素或抗生素，重视会阴部保洁和防治糖尿病等。

滴虫性阴道炎

滴虫性阴道炎是由阴道毛滴虫引起的一种常见的阴道炎。约有3%～15%的正常妇女阴道内有滴虫，它们长期寄生于尿道、尿道旁腺、膀胱或肾盂，但并不都引发阴道炎。妊娠后由于阴道酸碱度改变，滴虫繁殖快，炎症改变加重。滴虫感染对怀孕不会造成不良影响。不过有些医生认为，治疗滴虫感染的口服药不应该在怀孕之初的3个月内使用，过了早孕前3个月期后，医生仍然可以开药来治疗感染严重的孕妇。

尖锐湿疣

尖锐湿疣又称生殖器疣，是由人乳头瘤病毒感染所致，多发生在大小阴唇、肛门、会阴部，因其传染途径主要是性接触，故属于性传播性疾病。孕妇如果罹患了大范围的生殖器疣，就必须考虑剖腹产，以免大量出血和分娩时传染给新生儿。

尖锐湿疣在怀孕时因性激素刺激，湿疣的根部会迅速增多、增大，并可由阴道至子宫引起上行感染，也有的在快分娩时，将阴道出口阻塞住的病例。此外，新生儿也可能因此罹患喉头刺瘤（一种生长在声带上的良性瘤）。因此患有尖锐湿疣的女性，不宜怀孕，需治愈后再妊娠。

淋病

孕妇感染淋菌并不少见，占 1%～8%。妊娠期任何阶段的淋菌感染，对妊娠预后均有影响。对胎儿的威胁则是早产和胎儿宫内感染，早产发病率约为 17%。胎儿感染易引起胎儿宫内生长受限、胎儿窘迫，甚至导致死胎、死产，胎儿通过产道时，可能会感染淋菌性眼结膜炎，又称“浓漏眼”，这是一种非常严重的眼睛感染，如不及时治疗或治疗不当，可致失明，终身残疾。因此，所有新生儿一出生就必须立刻点眼药水来预防所有的感染。事实上，就算在怀孕期间，淋病也是一种很容易治疗的疾病，只需使用青霉素或者其他安全的药物即可治疗。

梅毒

梅毒由梅毒螺旋体引起，可通过性接触传播。梅毒可引起胎死或出生先天性梅毒儿，造成胎儿内脏多种病变。因此，梅毒的筛检检验，对孕妇、配偶及胎儿都非常重要。夫妻双方患有梅毒时，必须忌妊娠。事实上，梅毒的感染还是可以治疗的。如果你在怀孕时期发现生殖器附近有开放性溃疡，一定要立刻去医院检查。青霉素或者其他安全的药物都可以治疗梅毒。

艾滋病

由于妊娠本身造成孕妇的免疫功能处于抵制状态，使妊娠期发生机会性感染概率较大，而此时的药物治疗又受到种种限制，导制妊娠期间艾滋病病毒感染者的并发症发生率增加，并加速进展为艾滋病。妊娠期间生殖器感染增加胎儿感染艾滋病病毒的机会。妊娠可能会隐藏艾滋病的一些症状，使得艾滋病的诊断更加困难。由于艾滋病会对胎儿造成严重的威胁，因此，多次咨询及心理的支持非常重要。

怀孕笔记

怀孕第7周

如果粗心的你刚刚发现自己怀孕，你可以从前面的章节开始读起。

胚胎的状况

怀孕第7周的时候，胚胎快速地成长。这时候的胚胎长约1.2厘米，从头顶到臀部的长度只有4～5毫米，质量约2克，形状像蚕豆。胚胎面部的小黑点，越来越清楚；鼻孔大开，耳朵深凹下去。宝宝手和腿的变化也越来越明显。脑下垂体腺和肌肉纤维继续发育。最重要的是胚胎的心脏也化分为左、右心房和左、右心室，并开始有规律地跳动，每分钟大约150次。

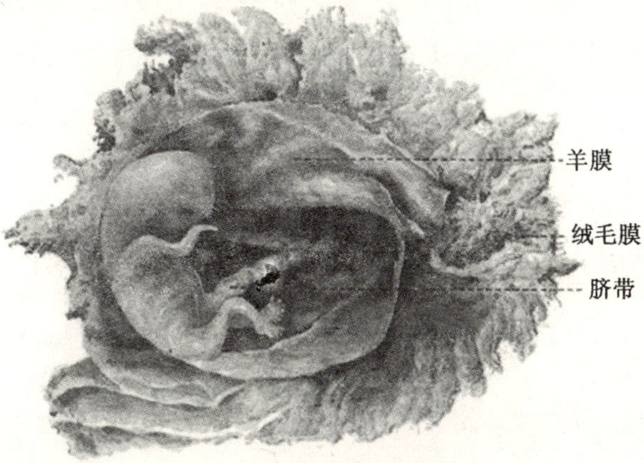

图8-1　怀孕第7周的胚胎

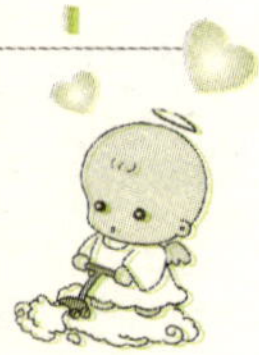

宝宝说

我有脖子了，身体也更直了。我的胳膊和腿继续长，我的胳膊比腿长得更快。我的胳膊可以弯曲了，手也可以弯曲。两只眼睛也在靠近，眼皮开始发育，下颌几乎成形。如果我张开嘴，你还可以看到我将来要发育成牙齿的肉芽。我的生长能力惊人：每分钟生产10万个细胞。妈妈您要为我感到高兴和快乐哦。

孕妇的变化

许多孕妇在怀孕初期会出现头昏乏力，身体不适，恶心、呕吐等。同时，由于子宫扩张压迫膀胱导致尿频，以及激素分泌增多使得准妈妈会情绪烦躁。需注意的是，本周是胚胎鄂部发育的关键时期，如果准妈妈的情绪波动过大影响到胚胎，有可能会导致产出鄂裂或唇裂的婴儿。所以，准妈妈应调整好自己的情绪，多想一些开心的事，尽量放松，保持心情愉悦，千万别让自己焦虑烦躁的情绪影响自己和胎儿的健康。

孕妇的营养

牛奶是孕妇最重要的营养来源，它含有高质量的蛋白质、脂肪、碳水化合物、维生素和矿物质。牛奶中所富含的钙，容易被机体吸收，对你及胎儿非常重要。通常在包装盒上都会标示营养成分，你可以注意其中钙的含量。

你可以常喝牛奶，但如果你必须限制热量，最好选择低脂的乳制品，如脱脂牛奶、低脂酸奶、低脂乳酪等。这些低脂乳制品里仍然含有丰富钙质。

需要额外补充矿物质吗

在正常情况下，只要膳食平衡、营养全面，一般饮食只要能提供孕妇足够热量，使体重稳定增加，其中所含的矿物质大致就足够了(铁质除外)。

怀孕时，铁质的需求量会增加。一般人体内的铁质，都不足以应付怀孕所需。况且，正常怀孕时，孕妇血液容量会增加35%～45%。因此，需要大量铁质来制造这些额外增加的血细胞。同时，胎儿自身造血及身体的生长发育也需要大量的铁，这些铁来自母体供给。

大多数孕妇，在怀孕的最初3个月，还不太需要补充铁剂。事实上，如果在这时服用铁剂，反而更容易造成恶心及呕吐。孕妇专用维生素里所含的铁剂，也会刺激胃部，更容易便秘。因此，最好在怀孕3个月以后，再开始补充铁剂。

有些医生会开钙片给孕妇，以补充钙质。钙质对所有孕妇都很重要，因为钙能帮助胎儿建造强壮的骨骼及健康的牙齿，也能强化孕妇的骨质。孕妇每天需摄取钙质1 200～1 500毫克，等于3～4杯脱脂牛奶。

研究人员还发现，锌矿物质对于过瘦或体重不足的孕妇，也有很大助益。一般认为，锌能够帮助较瘦的孕妇产下健壮的健康宝宝。

其他须知

宫外孕及诊断

宫外孕是受精卵在子宫以外的部位着床，又称为异位妊娠，它的发生率约占怀孕妇女的3%～5%。常见的宫外孕是输卵管妊娠，约占异位妊娠的90%。

宫外孕的症状包括阴道出血、腹部疼痛及乳房触痛或恶心等症状。不过，因为这些症状与正常怀孕的症状相同，因此不易诊断是否为宫外孕。

诊断宫外孕时必需验血做HCG定量检查，即测量血液中的人类绒毛膜促性腺激素的量值。正常怀孕时，HCG的量迅速增加，约每两天增加一倍。如果HCG数量并未如预期增加时，就要怀疑怀孕是否正常。如果是宫外孕，孕妇的HCG值可能会增高，但在子宫内部却没有任何怀孕迹象。

超声波检查也是诊断宫外孕的利器。

千万不要乱吃药房里卖的咳嗽药水及感冒糖浆等成药，因为许多药水都含有乙醇。有时候，乙醇的成分甚至高达25%！

现在，医疗更进步了，医生可使用腹腔镜来做腹腔镜探查术，这种检查更是大幅改善宫外孕的诊断及治疗。腹腔镜探查术只需在肚脐周围及下腹腔做几个小切口，医生就可以将体型很小的腹腔镜直接置入腹腔，清楚地观察腹腔及骨盆腔内的器官，也可以立刻判断是否是宫外孕。

宫外孕非常危险，如不注意及早发现症状并及时送医院诊治，有可能危及到孕妇的生命。大多数宫外孕都是在怀孕 6～8 周时检查出来的。

关于 B 超的一些错误认识

超声波有死角，检测结果会受限制，且判读结果会受到很多因素影响，如你的肚皮的厚度、胎儿的位置、姿势、羊水量的多少等。不能要求一次超声波就检查出所有的异常，特别是细微的构造，包括手指有几根、几节、耳朵有没有耳垂、鼻子挺不挺等。

80％准妈妈会错误地认为 20 周左右超声波检查没有问题，表示胎儿之后就不会有问题。胎儿一直是持续发育，早期没有问题不一定代表后期就没有问题。

5％准妈妈错误地认为超声波看到胎儿异常就要终止妊娠。从超声波看到胎儿异常如兔唇、多指症，有些妈妈就想终止妊娠。其实，如果仅有兔唇，而没有合并其他染色体异常的话，胎儿的健康是没有问题的，生下来之后可以进行手术处理，长大后几乎看不出来曾是唇裂儿。

目前规定，终止妊娠必须在 24 周以内，且有一定的条件限制，如具有家族遗传性疾病史、传染性疾病或精神疾病者，或认定怀孕或分娩有导致母体危险，还有怀畸胎的疑虑者等，才能进行。

怀孕笔记

怀孕第8周

胚胎的状况

怀孕第 8 周的时候，胚胎快速生长。这时候的胚胎长 2～3 厘米，体质量约 3 克，由头顶到臀部的长度 1.4～2 厘米，形状像葡萄。胚胎的器官已经开始具备了明显的特征。此时的胚胎中会有一个与身体不成比例的大头，眼皮的皱摺开始出现，也已经看得到鼻尖了，内耳及外耳也已开始成形。上肢中可以看出肘，手指和脚趾之间隐约有少量蹼状物。心脏的主动脉瓣和肺动脉瓣已经出现，由于骨髓还没有形成，由肝脏来产生大量的红细胞，直到骨髓成熟后来接管肝脏的工作。从现在开始胎儿将迅速地生长，并在几周中有明显的轮廓。

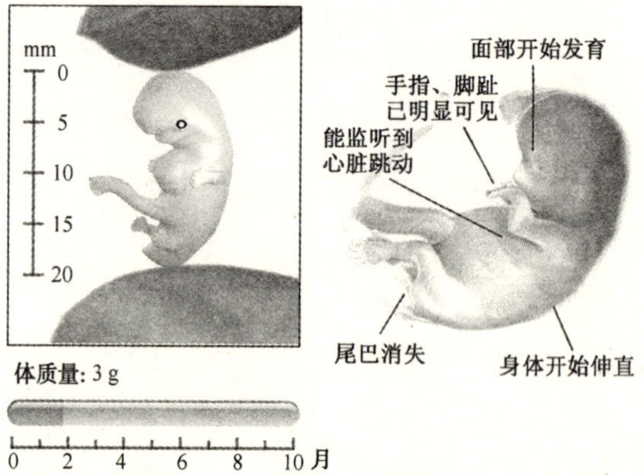

图 9-1 怀孕第 8 周的胚胎

宝宝说

现在，我的心脏成形了，未来的乳牙肉芽也在上腭、下腭扎根，神经开始发育。我的手指和脚趾已很清晰地分开，拇指与食指开始对立。眼睛还没被成形中的眼皮完全盖住。再过 7 天，我的所有关键器官都已开始发育。我是不是更像一个小人儿了。^_^，妈妈加油！

孕妇的变化

这时候孕妇会发现自己的乳房胀大，腰围增粗。有的孕妇在此时会第一次出现腹痛，原因是子宫在迅速地扩张，牵拉刺激盆壁。这个阶段仍是胚胎鄂部发育的关键时期，要好好调整自己的情绪，避免情绪波动过大影响到胚胎。即便在怀孕初期孕妇的反应比较厉害，也要尽量多吃些有营养的食品，以此来保证自己和胎儿的健康。

子宫的变化

怀孕 8 周时，孕妇的子宫随着胎儿的生长增大了许多，由在怀孕之前约像鸡蛋一般大增长到有如拳头大小。子宫生长时，你的下腹部或腰侧，有时会有些刺痛或轻微疼痛，有些人则会感觉到腹内子宫紧绷绷的，有一种收缩的感觉。

子宫这种收缩的感觉一般来说都是正常的，并会持续整个怀孕期。如果你没有这些感觉，也不要紧，但如果收缩还伴随阴道出血，就要立刻去医院诊断了。

孕妇的营养

你可能无法每天准确地摄取足够的营养素，因此，表 9-1 是常见食物的营养成分，可以参考摄取。孕妇维生素并不能取代食物，所以，不能完全靠它来供给身体所需的维生素及矿物质，食物才是最重要的营养来源。

表 9-1 食物的营养来源

营养素(每日的需要量)	食物来源
钙(1 200 毫克)	乳制品、深色叶菜类、干豆类、碗豆、豆腐
叶酸(0.4 毫克)	肝、干豆与豌豆、蛋、青花菜、全麦谷类制品、柳橙及柳橙汁
铁(30 毫克)	鱼、肝、肉类、禽肉、蛋黄、干豆及豌豆、深色叶菜、坚果、干燥水果
镁(320 毫克)	干豆及豌豆、可可粉、海鲜、全麦谷类制品、坚果
维生素 B6(2.2 毫克)	全麦谷类制品、肝、肉
维生素 E(10 毫克)	牛奶、蛋、肉类、鱼、玉米脆片、叶菜、植物油
锌(15 毫克)	海鲜、肉类、坚果、干豆及豌豆

化验与检查

在第一或第二次产检时,需要做一些常规的检查,检查事项主要包括:体重、血压、超声波检查。

其他检查包括:抽血做全血球计数、血液(各种感染、血型、贫血等妊娠初期检查);采尿做尿液分析及细菌的培养、梅毒检验及阴道细菌培养等。有些医生也会检查血糖值,看看是否有糖尿病。此外,还会检查你的血型以及是否为 Rh 阴性等。

其他须知

坐骨神经痛

有些孕妇是原有坐骨神经痛病史,因妊娠而复发,亦有些是由于妊娠期的特殊生理造成的。妊娠期子宫不断增大,特别是妊娠晚期胎头下降入盆腔,可引起途经盆腔的坐骨神经机械性压迫,产生坐骨神经痛。这是一种非常难以忍受的疼痛,通常由臀部向下,沿着大腿后侧或外侧分布。坐骨神经主要经由子宫背后到骨盆腔,再延伸到大腿。

治疗坐骨神经痛最好的办法,就是躺卧时以不疼痛的部位接触床面,这种姿势最能减经对坐骨神经的压迫。轻者口服或肌注维生素 B_{12}。症状严重时应卧床休息,至产后压迫解除,疼痛自然会消失。

流产

当胚胎或胎儿不能在宫内独立存活时，怀孕终止称为流产。几乎所有孕妇都会担心流产，但事实上，只有约15%的胚胎会流掉。

导致流产的原因不明，但早期流产最主要的原因，可能是胚胎本身有缺陷或胚胎早期发育异常所致。根据怀孕早期流产的资料显示，约有一半以上的流产都是因为胚胎染色体异常。

> 对爸爸妈妈说：
> 流产时，千万不要自责，也不要迁怒配偶，更无需回溯以往去尝试找出流产的原因。如果想借着找出曾做过什么、吃过什么、曾暴露在何种环境下以致流产，无异于海底捞针，往往是徒劳无功的。

此外，在胎儿发育过程中，许多因素也会影响到胚胎及胚胎所处的环境，包括放射线、化学物质(毒品及药物)及感染等。这些因素称为畸胎原，它会造成胚胎畸形，甚至死亡，而这种伤害对胎儿来说，是极为严重而且是不可逆的。

出现流产的主要征兆通常是阴道流血和腹痛。不过，此时还要考虑到会不会是宫外孕。因此，当你出现疑似流产的征兆时，不要犹豫，要及时上医院就诊！必须通过抽血做HCG定量检查，来帮助医生诊断。但是如果只做一项检查，还不足以作为诊断的依据，医生可能还会安排超声波检查。如果超声波检查无法得到结果，医生可能会要求你7～10天后再做一次超声波检查。

> **对宝宝的责任感是否可以通过学习得来？**
>
> 德国的儿科医生、心理治疗专家Barbaravon Kalckreuth博士说："承担责任，是以担心肚子里的胎儿是否一切正常开始的。"除了思考和阅读与宝宝有关的知识，你还可以通过其他方式亲近胎儿——比如看超声波照片、听胎心的跳动、和伴侣一同感受宝宝的胎动等，都能唤起做父母本能的责任感。在这个过程中，即使会产生不能胜任父母这个角色的感觉，这也是很正常的。你可以去寻找帮助，如向自己的父母请教或者多看一些育儿的书籍，以更好地学习去承担为人父母的责任。

怀孕笔记

怀孕第9周

胚胎的状况

本周胚胎外形逐渐清晰，更接近人的模样。由胚胎头顶到臀部的长度约有2.5～4厘米，接近一颗中等大小的橄榄，体质量6克，是最初胚芽的4万倍。胎儿的许多位置发生了变化，胚胎期小尾巴在这时候消失，所有的神经肌肉器官都开始工作了。胎儿的眼帘开始盖住眼睛，手部在手腕处有弯曲，两脚开始摆脱蹼状的外表，可以看到脚踝。手臂更加长了，臂弯处肘部已经形成。颈部更加发达，使头更容易竖起。虽然在这时候你还不能通过超声波检查辨别胎儿的性别，但是胎儿的生殖器官已在生长了。此时胎儿已经会扭动身体及四肢，并可透过超声波清楚的显现这些动作。

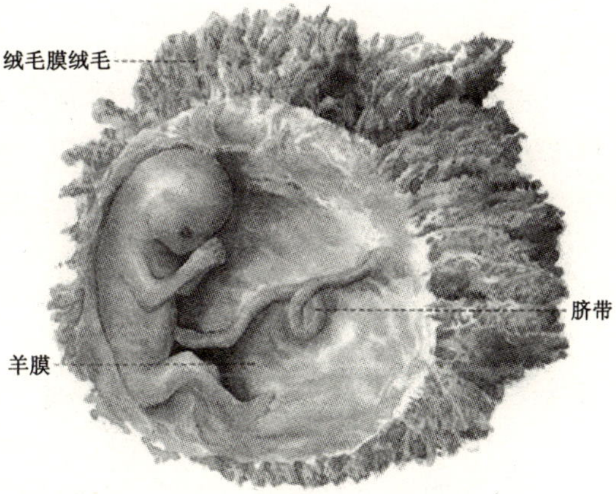

图10-1　怀孕第9周的胚胎

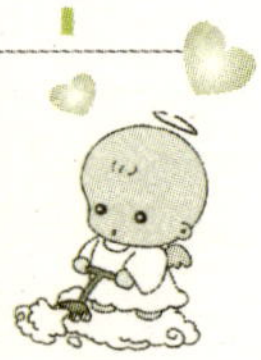

宝宝说

这一周我开始出现人的外形，小肉团变成小胖孩儿了。我的头逐渐直起来，开始变圆，头占据了我身长的一半。你们感到神奇吧。我的两眼继续靠近，耳朵已离其最终的目的地不远。嘴唇形状开始显现，味觉细胞的肉芽也开始在口中出现。眼皮现在已经能盖住眼睛了，不过今后的几个月中我的眼睛仍将闭着。生殖道已分清，但从外表仍看不出我的性别，爸爸妈妈，你们希望我是个男孩还是女孩呢？

孕妇的变化

你在这段时间会发现自己的乳房胀大，乳头及乳晕颜色加深，腰围也增大，这时候你需要换大的胸衣和宽松的衣服。

体重

大多数妇女对于自己在怀孕期间体重的改变，无时无刻不在意，而体重的增加也是监测胎儿发育及健康的重要指标。你或许只增加一点点重量，但是体内胎儿的改变却不小。

孕妇增加的体重如何分布？

以下以 12 千克为例，体重分布如下

约 3.3 千克	母体本身贮存（包括脂肪、蛋白质及其他营养成分）
约 1.8 千克	体液容积增加的量
约 900 克	增大的乳房组织
约 900 克	子宫
约 3 400 克	胎儿
约 90 mL	羊水
约 800 克	胎盘（连接母体与胎儿间的组织，用来运送养分及排除废物）

血容量增加

怀孕期间，母体血液系统的改变非常大。血容量增加，约比怀孕前增加35%～45%。所增加的血容量，主要是供给子宫生长需求。而这些增加的血液，并不包括胚胎的血液，因为胚胎的血液与母体的血液不相通，是各自独立运作的。

怀孕时，红血球及血浆都会增加，但血浆与血球增加的程度不同，通常是血浆的容量先增加，然后才是红血球数目的增加。红血球的数目增加，使你体内对铁质的需求也随着增加。

相比较之下，如果血浆增加较多而红血球较少，就会使血红蛋白浓度降低，若低于110～120g/L，就会造成相对性贫血。如果怀孕期间贫血，你可能会觉得容易疲倦，或者感觉无精打采(有关贫血内容，参见怀孕第22周)。反之，如果红血球增加太多而血浆太少，对伴有水肿和高血压的孕妇，则有可能发生妊娠高血压综合征的危险。

孕妇的营养

蔬菜及水果对孕妇来说非常重要，蔬菜和水果富含各种维生素、矿物质及纤维素。只要均衡摄取，一般都能得到足够的铁质、叶酸、钙质及维生素C。

因此，每天至少应该吃一至两份富含维生素C的水果及一份深绿色或深黄色蔬菜来补充额外的铁、纤维素及叶酸。

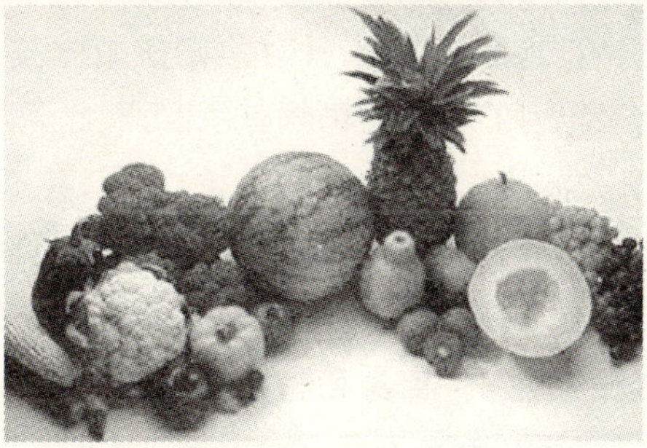

图10-2 丰富的蔬菜和水果

你可以从下面的蔬菜或水果中选取>>

- 香蕉或柳橙或苹果：1个
- 水果干：1/4杯
- 果汁：1/2杯
- 罐装水果或煮熟的水果：1/2杯
- 西兰花、胡萝卜或其他蔬菜：1/2杯
- 马铃薯：1个
- 绿色叶菜：1杯
- 蔬菜汁：3/4杯

要记住：新鲜自然的水果和蔬菜营养价值要远比来自盒子或罐头的食

物好得多。

其他须知

使用电热毯

电热毯会产生低频电磁波，怀孕时是否可以使用电热毯，至今仍有争议。有不少人反对，电热毯的安全性也常受质疑，有些专家甚至怀疑电热毯的电磁场可能影响母体腹中胎儿的细胞分裂，使其细胞分裂发生异常改变。

胎儿和成人不一样，胎儿对电磁波比较敏感。孕妇及胎儿到底可以承受多少程度的电磁波，至今仍无定论。因此，为了安全起见，怀孕时最好不要用电热毯，你可以使用蚕丝被、羽绒被或毛毯等其他寝具来取暖。若要使用，妊娠中后期正确的用法是先预热半小时再使用，睡前关闭开关，拔掉电源插头。

使用微波炉

对忙碌的人来说，微波炉是很方便的烹调加热工具。但许多人对微波炉的安全性有疑虑，担心使用微波炉时会有辐射外泄影响到孕妇或胎儿。

直到目前为止，针对孕妇使用微波炉的研究报告并不多，医学界对于电磁辐射的杀伤力仍颇有争议，因此无法做任何保证。早先的研究报告指出，微波的作用对人体组织的发育，甚至胚胎组织的发育，都可能有不良影响。但准妈妈们也不必太过于紧张，只要在使用微波炉时，按照使用说明书上要求，保持安全距离，不要站在炉子正前方，并减少靠近和使用时间，就一定能保护自身和胎儿的健康安全。

烫发及染发

有文献报道，染发剂对准妈妈和胎儿都有不利影响，有导致皮肤癌、乳腺癌、胎儿畸形的可能。烫发剂是一种化学制剂，会通过孕妇头皮侵入血液，对胎儿发育造成影响。另外，如果头皮有伤口（受伤或洗头抓得太用力），也有可能使药剂进入体内，引起不适和感染。因此，在怀孕期间烫发及染发要谨慎。如果烫发及染发所产生的烟雾及气味，会让你闻了不舒服，那么最好不要染烫发。

怀孕笔记

怀孕第10周

恭喜你，从第10周开始胚胎已经称为胎儿了，他(她)是你真正意义上的小宝宝了。

胎儿的状况

到了怀孕第10周，胎儿头顶到臀部的长度为3.4～4.5厘米，体重约8克，形状像扁豆荚，大小像一个李子。胎儿的手腕和脚踝发育完成并清晰可见，胎儿的手臂更长，肘部更加弯曲。胎儿的眼皮粘合在一起。

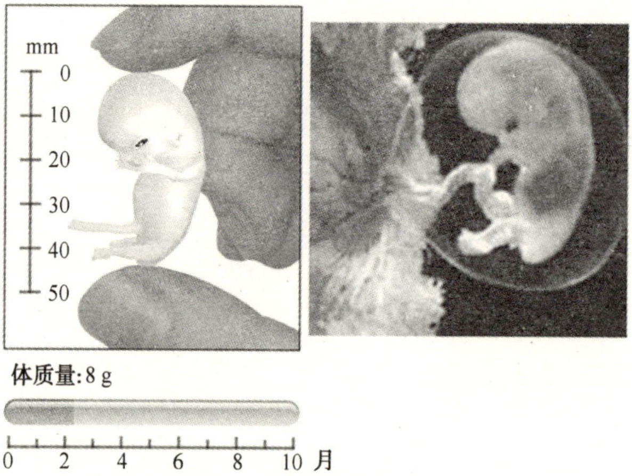

图 11-1　怀孕第 10 周的胎儿

此时各胚层已经完成，胎儿会快速生长。在胚胎时期，胚胎很容易因各种因素受影响，并直接影响到其生长及发育。大多数先天畸形都发生在怀孕期前10周。等到10周结束以后，胎儿的身体及器官、系统的发育，大致已有雏形，就算已安然度过胎儿生长发育最重要的时期。

宝宝说

我成功地度过了怀孕的第一阶段，人们从此叫我胎儿了。我在妈妈体内不停增长，我的神经细胞快速增生，将来会发育成体毛和头发的毛泡开始在我的皮肤深层形成，在我6岁时才能出现的牙齿，它的肉芽已在乳牙下面发育。我的肝脏很大，它开始生产红细胞。更神奇的是，我头部长骨头了。

不过，还是有少数几种畸形发生在胎儿时期。压力、放射线（X光）、药物及有害状况，在怀孕期任何一个阶段都会影响、甚至摧毁胎儿的细胞。因此，怀孕期间要尽量避免接触这些东西及状况。

从本周起，胎儿体重将显著增加。因此可以开始估量胎儿的体重。在此之前，胎儿实在还太小，无法每周去比较其体重。

孕妇的变化

你身体的改变较缓慢且不明显，这时你可能开始想穿孕妇装，但并不是非穿不可。

当你检查完、确定怀孕之后，你的生活可能就会开始受到影响，怀孕也可能会改变你的期待或前途。有人觉得怀孕让自己成为完整的女人，有人认为怀孕是上苍的恩赐，但有人认为怀孕是个大麻烦。

怀孕会让你的身体经历很大的变化。你也许会担心怀孕后影响自己的体型，让自己身材走样、失去吸引力，担心另一半会不再爱你。事实上，许多男性认为，怀孕的女性反而变得更漂亮、更吸引人。你的配偶是这样认为吗？此外，穿衣服也变成一门大学问。怀孕后如何打扮？还能穿着得体吗？你能适应吗？

如果你得知怀孕后并不觉得兴奋，没有关系，很多人也有同样的感觉。也可能因为你对未来还无法掌握，才会觉得无所适从。

将胎儿视为是一个完整个体的时间，也因人而异。有些孕妇说，从一知道怀孕，她就将胎儿视为一个完整的人；有些孕妇必须等听到胎心音（约怀孕12周)才有此种感觉；其他人则要等感觉到胎动(约怀孕16～20周)才有这种感觉。

有时候，你会发现自己变得多愁善感，情绪不稳定，很容易对微不足道的事情掉眼泪或发脾气，或时不时感到孤独、忧郁。事实上，怀孕期间情绪比较容易起伏，这些都是正常的现象，这种情绪变化也有可能伴随你整个孕期，只是表现的形式不同，或轻或重。

对准爸爸说：

宝宝是夫妻爱情的结晶，是夫妻共同生命的延续。妻子在生产下一代，担负着艰巨和繁殖的任务，你要给予妻子更多的理解、关心、安慰和照料，使妻子有信心去克服一切困难，忍受艰辛、痛苦，愿意去接受和承担这一重担。

孕妇的营养

蛋白质提供氨基酸，氨基酸是人体生长和发育非常重要的物质，供给胚胎(胎儿)胎盘、子宫及乳房生长与修复所需。因此，怀孕时蛋白质的需要量会大增。在怀孕头3个月期间，每天至少要摄取50克蛋白质，在孕中期、孕晚期，蛋白质的量最好增加到每天60克。不过，蛋白质所提供的热量来源，最好占所有热量来源的15%。

许多蛋白质来源的食物中都富含脂肪，如果你必须控制热量摄取，最好选择低脂食物，如禽肉、鱼肉、猪肉、蛋、坚果、干豆及豌豆等食物。你可以从下列食物中每天选取2～3份

- 鸡肉(烤的、去皮的)：半块鸡胸肉
- 鸡蛋：1个
- 牛奶：约240 mL
- 花生酱：2大匙
- 优酪奶：约240 mL

对准妈妈说：

也许你会担心，怀孕时开车或坐车时系上安全带是否安全。事实上，如果怀孕过程正常，自己的感觉也不错，怀孕时一样能开车。不论是前座或后座的安全带，都能维护孕妇安全，因此，为了自己及胎儿的安全，最好一上车就系上安全带。

化验与检查

绒毛膜采样检查

绒毛膜采样检查(chorionic villus sampling, CVS)通常用来检查胎儿是否患有遗传性疾病。采样时机通常选择在怀孕早期,一般在怀孕9～11周之间。

这项检查能够检测出胎儿是否患有唐氏综合征等先天性疾病。与羊膜穿刺术相比,绒毛膜采样检查能在怀孕早期就做,且1周后就能得知结果。如果必须终止怀孕,也能够尽早施行,对妇女也比较安全。

绒毛膜采样检查是经由子宫颈或腹部,利用仪器从胎盘上取下一点胎儿组织送检。不过,这项检查还是有危险性的,也可能造成流产。但一般而言,造成流产的机率很小,一般是1%～2%。因此,如果医生建议你做绒毛膜采样检查,最好先询问危险性。

其他须知

葡萄胎

葡萄胎妊娠可发生于正常妊娠、宫外孕、自然流产或人工流产。葡萄胎妊娠时,胚胎通常就不能发育了,但胎盘内的异常组织会迅速生长,形成异常胎盘组织。最常出现的症状,是在怀孕的前3个月有不规则的阴道出血,并出现与怀孕周数不相称的体重过重或过轻。有一半的孕妇体重过重,但也有四分之一的孕妇体重过轻。此外,还伴有剧烈的恶心与呕吐,卵巢也会出现囊肿。

葡萄胎妊娠诊断多半是在检查异常出血,或发现孕妇体重增加过快时,才被意外发现的。诊断葡萄胎妊娠最有效的方法,就是超声波检查,超声波显示器上会出现有如"雪花样"的图样。也可以通过检测血中HCG水平加以确诊。

葡萄胎妊娠属于滋养叶细胞病,是妇科一种常见疾病,其中约15%左右患者发生癌变。确定葡萄胎妊娠后,通常会尽快安排宫腔组织清除术,并根据病理结果决定是否需要化疗。治愈后至少避孕一年,然后才可以开始准备怀下一胎。

感染对胎儿的影响

如果孕妇患传染性疾病，有时会影响到胎儿的发育。表11-1列举一些传染性疾病，以及可能对胎儿造成的影响。

表11-1 一些传染性疾病及对胎儿的影响

传染性疾病	对胎儿的影响
巨细胞病毒	小头畸形、大脑损伤、听觉丧失
风疹	白内障、耳聋、心脏缺损，甚至可能影响全身器官
梅毒	胎儿死亡、皮肤缺陷
弓形虫病	可能影响所有器官
水痘	可能影响所有器官

怀孕笔记

怀孕第11周

胎儿的状况

怀孕第11周时，胎儿头顶到臀部的长度为4.5～6厘米，胎儿体质量约10克，像一个大柠檬。胎儿的成长速度在本周越发惊人。11周的时候，胎儿整天忙着在妈妈的肚子里边做伸展运动，一会儿伸伸胳膊，一会儿踢踢腿，妈妈的肚子从表面上看上去凹凸不平就像一个水球，妈妈会发现胎头几乎占了身长的一半。胎头伸展时(即头顶向后仰)，下颌会从胸部抬起来，脖子也会伸展变长。手指甲也已经渐渐显现出来。同时胎儿的骨骼细胞发育加快，肢体加长，随着钙盐的沉积，骨骼变硬。从本周开始，胎儿在今后的6个月中的主要任务就是让自己长得又结实又健康，为将来出生后能够独立生存做准备。

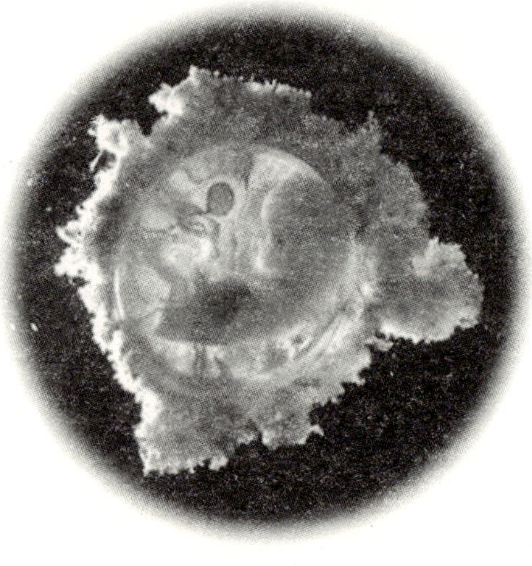

图 12-1　怀孕第11周的胎儿

宝宝说

我与妈妈的身体之间的主要连接通道是脐带，它有三条血管（一条动脉，两条静脉），脐带的功能是运输营养，排掉垃圾。现在我最初的骨头开始形成，也从脊柱发育出最初的肋骨。在我脸部眉毛及上唇部位出现最初的体毛。我现在的鼻孔很不雅观地大开着，这我也没什么办法。我的下颌开始变尖，如果我是女孩，样子应该够秀气！我的大脑细胞仍在一如既往地飞速繁殖，虽然尚不能发号施令，但总有一天，我会变得很聪明。

孕妇的变化

小提醒：

准妈妈从这时候起也不必为流产而过多地担心了。

在本周，你的子宫随胎儿生长一起增大，子宫几乎充满骨盆腔，你或许可以在下腹部耻骨上方中央摸到子宫。这时候你基本摆脱了怀孕初期情绪波动大、身体不适等症状的困扰，可以好好地享受一下孕育宝宝的乐趣和幸福了。在这周，你可能会发现在腹部之间有一条向下的深色竖纹，这就是妊娠纹，不必太担心(关于妊娠纹，参见怀孕第 12 周)。

本周开始，胎儿骨骼会迅速地生长，头和手臂长度将在今后 3 周内增加 1 倍，因此对钙的需要大增。这时候你要注意多服用一些含钙的食品来满足自身和胎儿的生长发育需要。

孕妇的营养

碳水化合物能提供胎儿发育所需要的大部分热量，也能让你体内蛋白质的利用更有效。碳水化合物在米、面和谷类食物当中较高，种类很多，所以你可以很容易就摄取足够的分量。下面是常见的碳水化合物及一天的量：

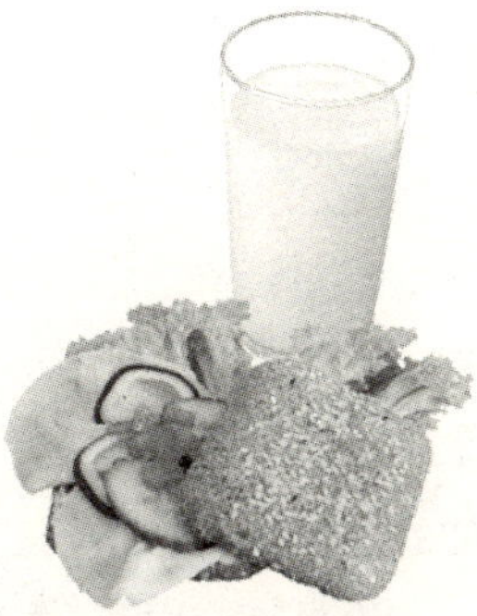

图 12-2　合理的膳食

- 玉米粉薄烙饼：大的 1 个；
- 面条、麦片或米饭：半碗；

- 冲泡式麦片：约30克；
- 馒头：半个；
- 面包：1片。

对准妈妈说：
除了早孕反应、头痛、越来越粗的腰围以外，怀孕确实是一项奇迹！怀孕及生儿育女只有在生命的某段黄金时间内才能完成，等你回顾这段为人父母的时光，你可能会觉得"还不算太糟"。正因为如此，人们才会欢喜地面对怀孕生子一事。

化验与检查

三合一筛检

除了甲胎蛋白检查，如果你担心怀了唐氏综合征患儿，还可以借由三合一筛检来协助医生判断。三合一筛检是同时检查甲胎蛋白值、人类绒毛膜促性腺激素值及一种由胎盘分泌的未结合雌激素量。三合一筛检目前可在怀孕早期，即怀孕周数10.5～12.5周之间做，结合用阴道超声波检查测量胎儿颈部透明带，可更早期地筛检出唐氏综合征患儿及一些异常症兆。

如果胎儿患有唐氏综合征，在你血液中这三种化合物的检验值就会出现异常。对于高龄产妇而言，这项检查的准确度超过60%，阳性机率约25%。

如果三合一筛检值异常，医生会安排你做超声波检查及羊膜穿刺检查。甲胎蛋白值如果升高，胎儿神经管出现畸形的机会就大增（如脊柱裂），这种患者的人类绒毛膜促性腺激素值及雌激素量反而是正常值，但这只是一种筛检。

其他须知

怀孕时旅行

旅行会不会影响到胎儿？这也是孕妇常问到的问题。如果怀孕过程正常，也不是高危妊娠，旅行通常是安全的。但为了你和腹中的胎儿安全，你旅游需要牵涉到许多层面的考量，比一般人多了许多限制。最好在买票及确定行程之前，先到医院产检并向专科医生咨询一下比较好，医生会针对你的具体情况给予恰当的建议或答案。

不论是搭乘汽车、火车或飞机，最好每2个小时站起来活动一下，并且定时去洗手间。

怀孕时旅行最大的危险，在于发生有突发状况，却没有熟识的医生及护士在旁。如果你确定要旅行，一定要有周全的计划，最好事先查明当地的紧急医疗救护电话及最近的妇产科医院地址，以防一旦有需求可以立即向医院求救。

如果你计划怀孕时搭乘飞机旅行，下列事情最好牢记在心

- 少长途飞行，因为长途飞机上氧气较稀薄，会让你及胎儿的心跳增加，胎儿吸收的氧气也会减少。同时，机舱内气压的降低可能会使你动脉气血浓度下降，如果你有贫血症状就有可能造成临床症状。
- 如果原本就有点水肿，最好穿上宽松的衣服及鞋子。不要穿裤袜、紧身衣、及膝的袜子或长筒袜，也不要穿束腰的衣物。
- 飞行途中多起身活动筋骨，最好每小时走 10 分钟。至少要站起来动一动，以促进体内循环。
- 怀孕前 3 月和孕 32 周以后不宜乘坐飞机。
- 在飞机上最好补充大量水分。
- 换登机牌时，可要求坐在走道边靠近盥洗室的位置，以免妨碍他人。
- 小心机场内的 X 线扫描机。

另外，你应避免去高海拔地区，这些地方同样供氧不足，一般人容易产生高原反应，孕妇尤其需要氧气。对卫生条件差的地区不要贸然前往，以避免感染传染性疾病，因为大多数传染病对孕妇的危险性远高于一般人。

在旅游途中，不要太疲劳，凡事放轻松。特别要注意防止意外跌倒，若感到疲惫应适当休息，遇有任何身体不适，应尽早看医生。如发生下体出血、腹痛或腹胀、子宫收缩、破水、剧烈头痛、视力模糊等较严重症状，应立即送医院就医。

旅游结束应尽快与你的产科医生联系，再次产检确定你和腹中胎儿的健康状况。

有下列健康状况的孕妇，建议不要外出旅游

曾有过自然流产、子宫外孕、妊娠毒血症、早产史、子宫闭锁不全、难产

史、胎盘早期剥落、子宫及胎盘先天异常、高血压、盆腔发炎、下肢静脉栓塞、Rh血型阴性者或怀孕早期有严重的妊娠反应的孕妇。

有糖尿病、心脏病、严重贫血、气喘、癫痫、静脉炎、晕动症、某些长期服药的慢性病、严重过敏未治愈的孕妇。

患有妊娠合并症者，如尿蛋白、妊娠糖尿病、妊娠高血压、妊娠子痫等的孕妇。

怀孕期超声波检查

本周，医生可能会和你讨论超声波检查。超声波检查能让人清楚了解怀孕的状况。做超声波检查时，你所看到的图像是动态的。由于不同组织所反射的声波各不相同，因此医生可借由超声波分辨并详细观察胎儿的活动、心跳或其身上某个部位的动作。其实早在怀孕 5 或 6 周，就可以借由超声波看到胎儿的心跳了；在怀孕 8 周时，胎儿躯体及四肢的动作，已清晰可辨了。因此，超声波检查是评估怀孕状况时最方便的方式。

借助超声波诊断胎儿是否畸形的准确率较高，而且有很多优点，如无创伤、无射线、无痛苦；能够清晰地显示人体软组织的解剖结构；可直接观察脏器的活动状态；施羊膜腔穿刺术时，可以帮助胎盘定位，避免损伤胎儿；简便、准确，容易被孕妇接受等。而且，对于高度怀疑畸形胎儿也可用超声波进行诊断，如无脑儿可在妊娠 3 个月后检出。另外，脑积水、神经管畸形中的脑脊膜膨出、脐带异常、消化道异常等也能检出。用超声波检查还可以依次对胎儿的头部、颈部、胸部、腹部进行扫查，可诊断连体畸形、小头畸形等。高分辨率的超声波检查甚至可对唇裂等微小畸形准确诊断。

超声波检查的安全性

许多妇女会质疑超声波检查的安全性，但大多数医学研究人员认为，超声波检查对胎儿不致造成明显的伤害。事实上，超声波应用于产前诊断已有三四十年历史，没有任何会危害人体的报告，它与 X 线的辐射线完全不同。虽然研究人员也试图找出伤害胎儿的证据，但至今仍未找到。当然也无确切资料证明超声检查的绝对安全。

超声波检查确实是一个非常好用的工具，它能帮医生找出孕妇的问题并加以解答，且能确认病情。

如果医生建议做超声波检查，而你对超声波仍有疑虑，可以在检查前先与医生讨论。医生或许有很重要的理由，才会希望你进行这项检查。

对准爸爸说：
怀孕20周左右，妻子可能会做超声波检查。可以请妻子尽量安排在你有空的时间，好让你可以陪同去检查。

现在有些医院开展给肚子里的胎儿做B超“照相留影”，甚至做成VCD，留下胎儿在妈妈腹中的一颦一笑，这似乎成为一种时尚。不但吸引了广大孕妇，也煽起了不少媒体的宣传热情。但是超声的危险性从未“解除警报”，为了让胎儿免受伤害，这种冒险的“留影”还是不照为好。实际上，世界卫生组织早在1982年就已建议：只有在医学上具有明确理由时，才可对人体使用超声诊断；不应以商业和实验为目的辐照人体，特别是辐照孕妇。

因此，专家们告诫，早孕妇女不宜做B超，如果有明显适应症而需要应用超声诊断时，也应当坚持少剂量的原则，即尽可能采用最小的辐射强度和最短的辐射时间，一般以不超过60秒为宜，以保护胚胎的正常发育。

超声波检查的内容

医生可能会因为下列原因而进行超声波检查>>

- 在怀孕初期，确定是否怀孕。
- 显示胎儿大小及生长速度。
- 确认是否是多胎妊娠(如双胞胎甚至多胞胎)。
- 测量胎儿的头围、腹围及股骨的长度，来判断怀孕的阶段。
- 筛查胎儿是否罹患唐氏综合征。
- 筛查胎儿是否有脑积水或小头畸形等先天畸形。
- 筛查胎儿的器官是否异常，例如肾脏或膀胱是否畸形。
- 计算羊水的量，以判断胎儿是否健康。
- 确认胎盘的位置、大小及成熟度。
- 筛查胎盘是否异常。
- 筛查子宫、附件是否异常或有否肿瘤。
- 判断流产、宫外孕及正常怀孕等状况。
- 在做羊膜穿刺术、脐带血采样及绒毛膜采样检查时，引导医生选择正确的穿刺位置。

怀孕笔记

怀孕第12周

胎儿的状况

此时胎儿体质量为10～18克，头顶到臀部的长度为6～7厘米。现在的胎儿比过去3周几乎长大了一倍，胎儿的身长也比体重更容易估算。

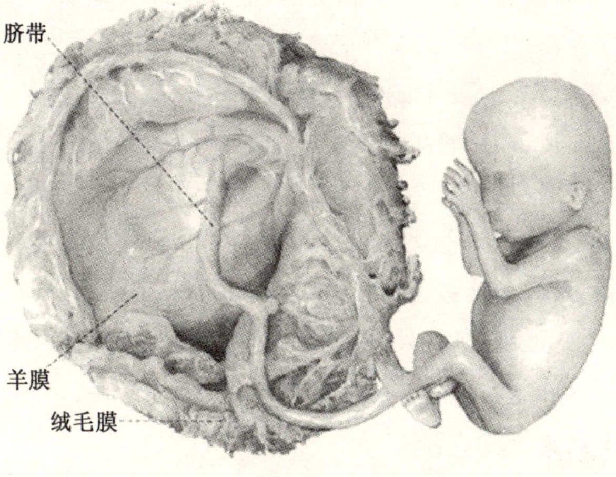

图13-1　怀孕第12周的胎儿

本周胎儿的基本结构已分化完成。多数胎儿骨骼系统的大部分骨头中心都开始骨质化(这种过程称为钙化)。手指和脚趾已开始分开，手指甲及脚趾甲也长了出来。身体表面看得见稀疏的毛发。外生殖器特征开始出现，可以分辨出性别。消化系统(小肠)开始有收缩的动作，能将肠道内的食物往前推进，并有吸收糖分和其他物质的能力。位于胎儿大脑基部的脑下垂体，也在此时开始制造激素。激素是一种化学物质，由身体某一个部位分泌，经过血液循环运行，作用在身体的另一个部位上。胎儿的神经系统也持续发育，可以出现许多轻微的反应。此时胎儿显得异常活跃，在子宫里会动来动去，稍有刺激就可能引起胎儿斜视、张口或活动身体其他部位，只不过你还感觉不到。

现在，羊水量已增加到 50 mL 左右，其成分与母体的血浆很类似（不含血球细胞的血液），但蛋白质含量较少。

孕妇的变化

到了 12 周末，子宫已经大到无法再藏身骨盆腔了。你自己也能感觉到子宫已经由骨盆腔移到了耻骨联合上方。怀孕时，子宫的生长能力令人惊异，可以边长大边往上升，直到充满整个骨盆腔及腹部。分娩后又能在几周内迅速恢复到原来的大小。

怀孕前，子宫的体积很小，几乎是实心的，内腔容积约只有 10 mL 或更少。怀孕后，子宫壁会变得非常薄，却强而有力，能容纳胎儿、胎盘及羊水，容积足足增加 500～1 000 倍。子宫的质量变化也很大，胎儿出生后，子宫几乎达 1 100 克，比起怀孕前的 70 克，真可谓天壤之别。

在怀孕的前几个月，雌激素及黄体激素的刺激促使子宫壁改变。到了怀孕后期，胎儿及胎盘的快速成长，会让子宫壁继续伸展变薄。

此时，基础体温逐渐呈现低温状态。由于早孕反应的结束，身、心都很舒服，食欲因此大增。子宫持续变大，尿频、腰部沉重感、脚跟扎痛现象依然存在。孕妇的下腹部稍稍隆起，还感觉不到胎儿的活动，双侧乳房开始变大，偶尔还会觉察到乳房胀痛。

孕妇的营养

怀孕时应该注意饮食结构和适当限制摄入量，如果不加节制大吃大喝（特别是甜食和脂肪类食品），随意加餐，造成营养过剩，结果会使你及胎儿体重大增，不仅会增加怀孕时的负担及分娩的困难，有可能还会产生妊娠高血压综合征、妊娠糖尿病等疾病，产后也很难恢复苗条的身材。大多数妇女都希望胎儿出生后能尽快恢复身材，再穿上原先的衣服。如果体重增加过多，这个愿望将更不容易实现。

你可以通过经常测量自身体重来判断摄入的营养是否过剩(关于体重增长标准,参见怀孕第 5 周)。

垃圾食品

“垃圾食品”中的反式脂肪是妊娠妇女的隐形杀手,一般来说,如果一天大约从食物中摄取 2 000 卡路里热量,而来自反式脂肪的热量占 2%,那就意味着每天要摄入 4 克反式脂肪。要达到这一数量可谓轻而易举,一个馅饼加几根薯条或一个油炸圈饼就够了。

你吃垃圾食品吗?是否一天吃好几次?你正好可以借着怀孕,戒掉这个不好的习惯。怀孕后,你的饮食习惯不只影响到你自己,还会严重影响到腹中的胎儿。如果平常不吃早餐,或以罐装食物解决午餐,然后以快餐打发晚餐,都会危害到你及胎儿的健康。如果你是职业妇女,可以带健康的食物作为午餐或点心,尽量少吃快餐或垃圾食品。

如果腹泻持续 24 小时以上,或时好时坏反复拉肚子,最好立刻去看医生,不要自己服药治疗超过 24 小时。

睡前点心

睡前吃点有营养的点心,对有些孕妇或许有帮助,然而对大多数孕妇而言并无必要。如果睡觉时胃里还有食物,会容易溢胃酸,甚至出现恶心或呕吐的现象。

与其吃营养价值不高的土豆片或饼干,不如选择水果、乳酪或抹上少许花生酱的吐司,后者既能让你有饱足感又能补充营养。

脂肪及甜食

除非你想额外增加体重,否则要小心含脂肪的食物及甜食。许多食物热量很高,营养价值却很低,要小心摄取。与其吃营养价值不高的土豆片或饼干,不如选择水果、乳酪,它们既能让你有饱足感又能补充营养。

化验与检查

到了这个孕周,该进行第一次产前检查。医生会询问你有什么不适的感受或疑问,并给你一一解答。测量你的体重、血压、子宫底的高度,利用多普勒听诊，将胎儿的心跳声放大，使你能清楚听到胎儿的心跳。并安排其他相关的检查，如"胎儿颈部透明带"的筛检和羊水穿刺等。

"胎儿颈部透明带"的筛检在孕期11～14周做，即可早期得知胎儿是否为罹患唐氏症的高危险群。主要是以超声波来测量胎儿颈部透明带的厚度，如果厚度大于2.5(或3)以上，胎儿罹患唐氏综合征的机率就会较高，这时医师会建议准妈妈再做一次羊膜穿刺，了解染色体异常与否来确诊。

其他须知

妊娠纹

妊娠纹常出现在孕妇的腹部、胸部、胯下、大腿、臀部等部位，妊娠纹使皮肤表面出现看起来皱皱的细长型痕迹，这些痕迹最初为红色，微微凸起，慢慢地颜色会由红色转为紫色，等到孕程结束后，妊娠纹也会褪色恢复到与周围皮肤相同的颜色，但形成了凹陷的疤痕。妊娠纹一旦产生，不会完全消失，会终身存在。有人怀孕早期即出现，有人怀孕后期才出现。产生妊娠纹的原因大致有下列两种：

- 怀孕初期，肾上腺分泌的类皮质醇(一种激素)数量会增加，使皮肤的表皮细胞和纤维母细胞活性降低，以至真皮中细细小小的纤维出现断裂，而形成妊娠纹。
- 怀孕中后期，胎儿生长速度加快，或是孕妇体重短时间内增加太快等，腹部皮肤来不及撑开，都会造成皮肤真皮内的纤维断裂，而形成妊娠纹。

减轻妊娠斑和妊娠纹的方法

许多孕妇都想知道，怀孕时要怎么处理来减轻这些妊娠纹，甚至可以避免。一般来说，避免体重突然增加，适当的运动与按摩，是避免妊娠纹产生的最有效的方法。注意以下几个方面对减轻妊娠纹和妊娠斑会有所帮助

- 怀孕前应注意皮肤护理和体育运动，皮肤具有良好的弹性，将有利于承受孕期的变化。
- 可选用对皮肤刺激少的化妆品，避免浓妆艳抹。
- 怀孕期间应避免体重增加过多，一般不要超过9～15千克。

● 沐浴时，局部按摩，促进局部血液循环。沐浴后，在可能发生妊娠纹的部位涂上滋润霜（但应避免使用含有激素和铅含量过重的商品，以免对胎儿发育带来影响）。

● 日光的照射会使妊娠斑加重，因此孕期应注意避免日光的直射。如果怀孕时使用醋酸氢化可的松软膏或去氧米松等含类固醇软膏来治疗妊娠纹，药物会被皮肤吸收，直接进入胎儿体内，影响胎儿发育。因此，未经专业医师许可，千万要谨慎使用这些软膏。

怀孕笔记

怀孕第13周

胎儿的状况

这时胎儿从头顶到臀部的长度为7～8厘米，体质量为14～20克，大小有如一个桃子。

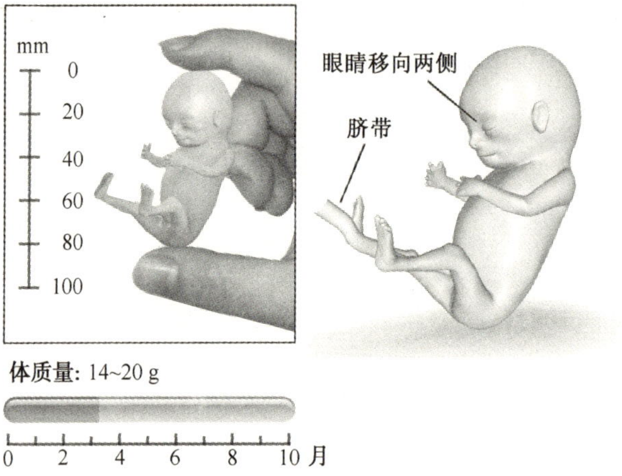

图 14-1　怀孕第 13 周的胎儿

此时，胎儿的脸进一步发育，眼睛在头的额部更为突出，两眼之间的距离拉近了，但眼睑仍然紧紧地闭合。双耳也开始于头两侧的位置。胎儿的神经元迅速地增多，神经突触形成，胎儿的条件反射能力也加强了。手指上出现了指纹，手指开始能与手掌握紧，脚趾与脚底也可以弯曲。

有趣的是，此时胎儿头部的生长速度减缓，而身体的长度则急速加快，胎头长度在整个体长中所占比例逐步减少。怀孕第 13 周时，头的长度约占头顶到臀部全长的一半；将来，到了第 21 周，头的长度只有身体的三分之一；而到出生时，胎儿的头长只有身躯的四分之一。

宝宝说

我开始有知觉了。在我的骨架继续形成的同时，我的关节已能转动，胳膊肘部及腕部可弯曲，甚至手指也能向手心方向蜷曲。我能轻松地握紧拳头，将脚趾伸展成扇形，但这些动作好像不太受我的大脑控制。我不仅会皱眉头，做小鬼脸，嘴巴还能张开、合上，做吮吸的动作。就这样我吸入羊水，然后像尿一样排出体外。

孕妇的变化

你的子宫也快速增长。到怀孕 12～13 周时，子宫已经充满骨盆腔，并开始上升到腹腔内。你可以在肚脐下方约 10 厘米的地方，也就是下腹部及耻骨上方摸到子宫的上缘。子宫摸起来，就像一个柔软光滑的球。

现在孕妇已然进入到了孕中期，腹部开始隆起，原来的衣服开始变得不合体，不久就需要换上孕妇装了，当然从外表看上去你更像位丰润的少妇了，好好享受这个时段吧！虽然现在你流产的机会大大地减少了，但现在你需要做一些适当的运动，以保证将来能顺利地分娩及产后的恢复。比如可以有目的地做一些孕妇操，晚饭后还可以让配偶陪你散散步，这是最安全和健康的运动。除此以外，有的孕妇乳头可以挤出乳汁来，看上去像刚分娩后分泌的初乳。

如果你的宝宝是个女孩子，她的卵巢里现在大约有 600 万个始基卵泡，以后发生退化闭锁，始基卵泡逐渐减少，到出生时就下降到约 200 万个。等到她长大后，卵泡会越来越少，至青春期后时可能就仅剩下 30 万～50 万个了。妇女一生中一般只有 400～500 个卵泡发育成熟并排出卵子。

乳房的变化

乳房由许多腺体、结缔组织及脂肪组织所组成，乳腺管连接乳晕及乳头。腺体在怀孕 6 周左右开始发育，到分娩时发育成熟。乳汁通过乳腺管到达乳头。乳头周围有一圈环状、深色的皮肤组织，称为乳晕。怀孕前，乳晕通常呈粉红色，怀孕后及哺乳期，乳晕就变成了棕色或红棕色，范围也会扩大。

怀孕前，每侧乳房约重200克。怀孕后，乳房的大小和重量会随孕周增加。等到怀孕末期接近分娩时，每一侧乳房的重量可达400～800克。如果亲自哺乳，每侧乳房的重量更可达800克甚至更重。

刚怀孕的前几周，乳房通常会有些刺痛或胀痛，这些是常见的怀孕征兆。怀孕8周过后，乳房会开始变大，因腺体及乳腺管的发育，乳房摸起来似乎有结节或凹凸不平。随着乳房充盈增大，乳房皮肤会变薄，皮肤下静脉清晰可见。

到了怀孕的晚期，乳房会开始分泌黄色的稀薄液体，这就是初乳。如果挤压或按摩乳房，初乳就会由乳头流出来。乳房越长越大时，有时也会出现和腹部一样的妊娠纹。

孕妇的营养

咖啡因的不利因素

咖啡因会刺激中枢神经系统，咖啡、茶、可乐及巧克力等饮料都含有咖啡因。研究显示，孕妇对咖啡因的刺激更为敏感。有些药物也含有咖啡因成分，特别是用来减肥的辅助药或治疗头痛的药物等。二十多年来，美国食品及药品管理局一直建议孕妇不要接触咖啡因，因为到目前为止，还没有发现咖啡因对孕妇及胎儿有好处。

咖啡因会使孕妇兴奋过度、头痛、胃不舒服、失眠及紧张。如果孕妇吸烟，更会进一步加重咖啡因的刺激作用。

咖啡因的新警讯

怀孕妇女如果每天摄取的咖啡因超过400毫克，就可能影响到胎儿呼吸系统的发育。另一项研究显示，胎儿猝死症可能与产前暴露在高咖啡因的环境有关。

因此，最好限制咖啡因的摄取量。购买成药时，也应该详细阅读药品成分。专家大多认为，咖啡因的摄取量，每天不要超过200毫克。日常饮食，也尽量避免含有咖啡因，这对胎儿比较健康，你也会觉得比较舒适。下面列出的是常见的含咖啡因食物及咖啡因含量：

- 咖啡(约 150 克)：60～140 毫克
- 茶(约 150 克)：30～65 毫克
- 烘烤巧克力(约 30 克)：25 毫克
- 巧克力糖(约 30 克)：6 毫克
- 清凉饮料(约 360 mL)：35～55 毫克
- 止痛药(一般剂量)：40 毫克
- 过敏药及感冒药(一般剂量)：25 毫克

其他须知

妊娠与工作

我们经常可以看到在办公楼里穿着防辐射服的孕妇，一些著名主持人都有穿着孕妇装面对镜头的经历，这也越来越成为时下职场的一道靓丽风景。据统计，美国每年就有 2 000 万的职场孕妇，而中国的职场孕妇则是美国的 5 倍。现实生活中，许多准妈妈也是到了预产期才停止工作的。

妊娠后上班是否安全？如果继续上班，会不会有危险？会不会对胎儿造成伤害？这些是上班族最常问医生的问题。总的来说有几条原则：

如果你的工作环境相对比较安静，不接触有毒有害物品，同时你的身体状况良好，你可以选择边工作边怀孕，在预产期的前一周或两周回到家中，毋须早早地呆在家里等待宝宝的出生；

如果你的工作每天需要至少 4 小时以上行走，建议您提前一个月开始休产假，以免发生意外；

如果你的工作是强体力活，那么最好在孕期更换工种或休假；

如果你的工作环境中有可能接触到有毒有害物品，如重金属(如铅、汞)、化学物质(如有机溶剂)、某些生物再生物质，或是具辐射等物质，你必须远离它们(最好在你怀孕之前就该远离它们)。

准妈妈上班需要注意哪些问题呢？

- 一旦确认怀孕，并计划好要孩子，你就应该尽早向单位领导和同事讲明，以便安排工作。回家后尽可能早些休息，以保证第二天有

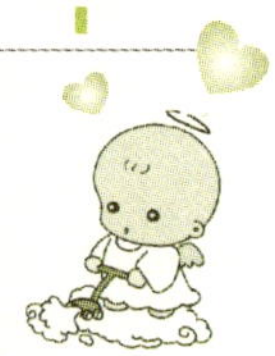

一个好的工作状态。

● 大约有75%的妇女在孕早期会有恶心、呕吐等不适反应，建议在办公桌和口袋里可以放几个塑料袋，以备呕吐时急用。空腹易加重妊娠反应，上班时带些小食品，必要时吃一点。

● 要注意补充水分，多喝水。如果你小便次数增加，不要不好意思，孕期随时排净小便很重要，否则不利于健康。

● 适当地休息。工作一段时间后要适当地做做伸展运动，坐久之后走一走，站久之后抬抬腿，这样可以减轻腿和脚踝部的肿胀感，减少腿部浮肿。

● 穿舒适的鞋和宽松的衣服。无论自己身材变成什么样子，衣服都要比身材大一号，这样才能给自己的身体和胎宝宝一个自由的空间。你还可以试试专为孕妇准备的贴身内衣和特制袜子，那样有利于减轻静脉曲张和肿胀感。

● 注意防辐射。身在职场离不开电脑、手机等，那么，到底应该怎样防辐射？一是穿防辐射防护服，二是在使用电脑时最好与电脑保持一臂之隔，尽量不要站在电磁波辐射严重的主机侧面或后方。另外，笔记本电脑的辐射比台式机要小得多。

● 严格围产期检查，定期到医院进行围产期检查是保证母婴健康的前提。

中期妊娠纪要

(1) 下一次产检时，要提出来跟医生讨论的问题>>

(2) 中期妊娠所要完成的目标(需要调整哪些生活或运动习惯)>>

(3) 要跟配偶探讨的话题(如何照顾孩子、教育孩子、喂母乳或牛奶)

(4) 点滴思绪

宝宝降临后,你会面临怎样的改变,宝宝承载着你怎样的梦想?

记录现况。例如,你身体的改变、哪些人给了你贴心的帮助。记录下这珍贵、温馨的感觉吧!

LOVE

写给宝宝的一封信

TO MY BABY

怀孕第14周

胎儿的状况

14 周胎儿的脸看上去更像成人了，头顶到臀部长 8～10.5 厘米，像拳头一般大小，体质量约达到 28 克。这个时候的胎儿生长速度很快。现在胎儿的皮肤上覆盖了一层细细绒毛，这层绒毛在胎儿出生后会消失。此时胎儿的头发也开始迅速地生长，头发的密度和颜色在胎儿出生后也会发生改变。你可以参考本页的图来了解胎儿的成长。本周胎儿的耳朵已经由颈子两侧移到头部的两侧。眼睛也慢慢由头的两侧移到脸的前方。脖子也持续拉长，下颌不再垂在胸前。

胎儿的性器官持续发育，特别是外生殖器，现在已经可以轻易由外观辨认出性别。

胎儿此时在妈妈的肚子里已经可以做很多事情了，如皱眉、做鬼脸、斜着眼睛，可能他也在吸吮自己的手指等，这些动作可以促进大脑的发育。

孕妇的变化

作为孕妇的你现在已然进入了孕中期，腹部开始隆起，原来的衣服已不合体，皮肤及肌肉会伸展开来，以便容纳子宫、胎盘及胎儿，这些变化会造成部分永久性的改变，以便日后更容易容纳快速生长的子宫及胎儿。

这个时候，虽然有些孕妇着衣不扣扣子或不拉拉链，仍然穿原来的衣服，下半身则穿松紧带的裤子，或用安全别针别着裤腰。有些人则是穿上配偶的衣物，但这种情形其实维持不了太久，因为你会继续变胖。如果你穿上宽松的孕妇装，不仅肚子可以伸展，而且你也会感觉舒适些。

孕妇的营养

如果刚怀孕体重就已经超重，会对你造成一些影响。体重正常的妇女，怀孕期增加11～16千克。但是如果你怀孕前就超重，医生可能会要求体重不要增加过多。因此，你必须选择低热量、低脂肪的食物。你也需要营养师协助拟订健康饮食计划。即使如此，怀孕期仍然不能任意节食。

温馨提示

妊娠中期的营养原则是：较高的热量、蛋白质，适当增加脂肪、碳水化合物的摄入量，增加肉类、鱼虾类、蛋类及豆制品食物的供给，多吃新鲜蔬菜和水果。

胎儿在这一时期生长较快，孕妇应继续大量补充蛋白质、锌、钙等营养物质。孕妇食欲增强，但是胃被日益增大的子宫上推，需少量多餐。由于血容量增加，血液稀释，孕妇在这个月还较容易发生缺铁性贫血，所以对含铁丰富的食物，如猪肝、海带、芹菜等要多吃。

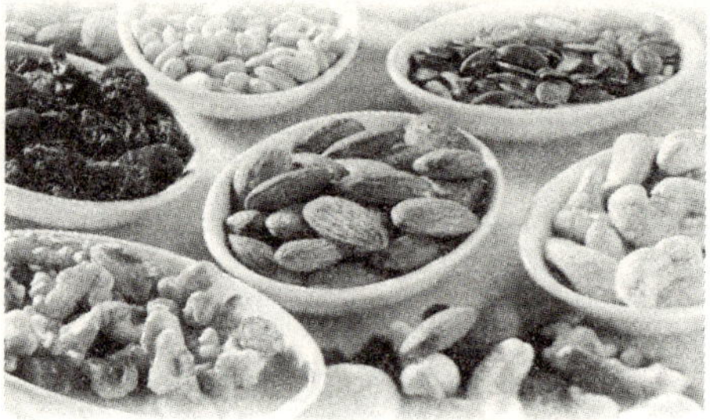

图 15-1　富含不饱和脂肪酸的食物

此时，孕妇阴道分泌物增多，可食用冬瓜和红豆等预防感染的食品。同时，由于胎儿开始储备脂肪，大脑开始发育，还应添加脂肪，特别是不饱和脂肪酸的含量，如花生仁、核桃、芝麻和植物油等。

化验与检查

通常在怀孕 14～18 周的时候，建议你到医院做一次产前的检查和诊断。特别是你如果怀孕在 35 岁以上，曾经有流产和死产史的孕妇。通过检查可以对胎儿进行一次先天性和遗传性疾病的筛查。

如果体重过重，产检的次数可能会增加。腹部的脂肪层过厚，会增加医生触诊的困难。医生可能因孕妇体重过重而难以确认子宫大小及位置，也不容易准确估算预产期，这时，必须做超声波检查来确认。医生还会检查你的血糖值，以防你患妊娠糖尿病。

其他须知

宫颈功能不全

宫颈功能不全是指在没有疼痛的情形下，子宫颈出现扩张的现象，是引起习惯性流产和早产的原因之一。怀孕时，如果有宫颈功能不全的现象，后果极为严重。

造成宫颈功能不全的先天性原因是子宫发育不良，后天性原因可能与堕胎或流产所进行的宫颈过度扩张及过深搔刮术伤及宫颈有关。有急产史、宫颈电灼术也可能会出现这种情形。

怀孕第 14 周以后，宫内的胎儿及内容物逐渐增大，容易造成子宫颈扩张及变薄。宫颈功能不全多见于孕 14～26 周。治疗需要施行宫颈内口环扎术，手术成功率达 90%，借此来增强子宫颈的力量。缝合时间在怀孕 14～16 周，术后需卧床休息，适当给予黄体酮、维生素 E 及镇静药物。

对准妈妈说：
怀孕中、晚期，身体行动不便，不要太勉强自己，更不要追求完美，做家务要适可而止，避免登高、伸腰、搬抬重物、避免长时间站立。

痔疮

痔疮是肛门直肠底部及肛门黏膜的静脉丛发生曲张而形成的一个或多个柔软的静脉团的一种慢性疾病，是孕妇易发的疾病之一。

医生提醒

孕妇在怀孕这个特殊时期选用痔疮膏时要谨慎。市面上常见的痔疮膏含麝香、牛黄、珍珠等药物成分，孕妇使用后容易发生流产或早产。

在妊娠期，由于静脉内的压力升高，血管弹性降低，又因增大的子宫压迫盆腔的血管，使腿部、外阴部及直肠等处的静脉血不能通畅地返回心脏，这就使直肠下段和肛门周围的静脉充血膨大，容易造成血管充血或血流阻塞，而形成痔疮。另外，孕期胃肠道蠕动减慢而出现便秘、排便困难、腹内压力增高，也是促使痔疮发生的原因。怀孕愈近后期，痔疮可能就会愈严重，它也会随着怀孕次数增多而一次比一次严重。外痔有时会脱出或突现于肛管口外。但这种情形只有在排便时才会发生，排便后它又会缩回原来的位置。无论内痔还是外痔，都可能发生血栓。在发生血栓时，痔中的血液凝结成块，从而引起疼痛。

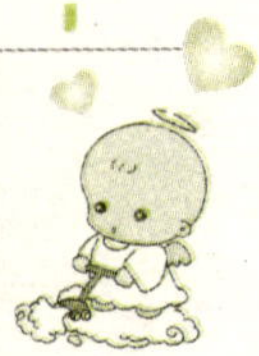

治疗痔疮必须摄取足够的纤维素及大量喝水，饮食上适量吃些含纤维素较多的新鲜蔬菜，如韭菜、芹菜、白菜和菠菜等，以促进肠蠕动、大便通畅，不要吃刺激性的调味品；水果以香蕉最佳；一些润肠的食品如蜂蜜等有助于促进排便，尽量避免便秘，因为便秘会使痔疮加重。可以服用药房买来的软便剂以避免便秘，也可以利用热水坐浴及肛塞剂等疗法。只有非常少数的孕妇，必须在妊娠期间手术治疗。

适量吃些含纤维素较多的新鲜蔬菜、水果及多喝水可避免便秘，有效改善痔疮。

分娩后，大多数痔疮都会改善，但不一定能根治。所以，产后还是可以依照上述的方法继续治疗。

减轻痔疮引起的不适的几种方法

- 每天至少抬高双脚及臀部一小时。
- 每天有意识地做 3～5 次肛门收缩，以增强括约肌功能，促进局部血液循环。
- 平日要摄取足够的纤维素，大量喝水。
- 便后用热水坐浴，可以促进局部血液循环。
- 便后及时用温水清洗，保持肛门口周围清洁卫生。
- 到药房买痔疮塞剂使用，可能也有帮助。
- 肛门按摩可改善局部血液循环，预防痔疮的发生。
- 不要久坐，每 45 分钟至 1 小时要起身活动 15 分钟。

X线、电脑断层扫描、核磁共振检查

每年都有成千上万的孕妇会因接受放射线诊断治疗而受到照射。这让孕妇会担心，怀孕期间做放射线检查会不会伤害胎儿？这些检查，在怀孕的任何阶段都能做吗？多大的放射线辐射剂量对胎儿是安全的？

事实上，没有人可以明确说出多少剂量的放射线才不会对胎儿造成伤害。一般而言，胎儿在超过100～200mGy剂量下，可增加胎儿的智力发育障碍、畸形、生长迟缓或死亡的危险度，而危险的大小与在妊娠的各个不同时期受辐射有关。通常胎儿发育早期危险最大，中期稍小，后期最小。放射线还会造成胎儿基因突变，也可能致癌。因此，有些医生认为，怀孕期间最好不要照X线。

如果你在拍了X线后，才发现自己怀孕了，一定要赶快告诉医生，医生会给你适当的建议。

电脑断层扫描(CT)进行骨盆检查，值为25～79mGy。不过，在确切了解剂量对胎儿造成的影响之前，还是要对做这项检查的孕妇提出警示。

核磁共振检查(MRI)是另一种广泛使用的检查。虽然到目前还没有核磁共振会伤害胎儿的报告，但最好不要在怀孕的前3个月内做核磁共振检查。

对常用的放射性药物检查，所致胎儿剂量一般小于10mGy。这些剂量对胎儿智力发育障碍、畸形和出生前死亡等危险度的增加，通常不会超过这些疾病的自然发病率。

因此，除非是接受辐射治疗，比如癌症高剂量照射治疗，才会出现较大的剂量，并对胎儿产生重大危害，否则不必太担心。此外，怀孕时期接受医学扫描检查，比如：骨骼扫描、肝胆扫描、心肺扫描、脑部扫描等等，辐射剂量皆在安全范围内。当然，你在做这些检查时，最好还是避开胎儿发育对辐射的最敏感期。

怀孕笔记

怀孕第15周

胎儿的状况

本周,胎儿头顶到臀部长 10～11 厘米,体质量约有 55 克,大小状如垒球。

在接下来的几周中,胎儿的身长和体重可能会发生很大的变化,体重和身高会增长一倍甚至更多。胎儿的皮肤非常薄,血管清晰可见,全身覆满柔细的胎毛,眼睛慢慢移向脸的前方,但两眼还是分得很开。外耳继续发育,可以见到胎儿的耳朵越来越正常,也越来越像人类了。胎儿的骨头已经成型,越来越硬,且快速累积钙质。如果此时照 X 线,就能看得见胎儿的骨骼了。这时候胎儿的腿长超过了胳膊,手上的指甲完全形成,指部的关节也开始运动了。

胎儿在本周发生的最有趣的事情就是他(她)开始在你的子宫中打嗝了,这是胎儿开始呼吸的前兆,遗憾的是你无法听到这个声音,主要的原因是在这时候胎儿气管中充斥的不是空气而是流动的液体。

孕妇的变化

这时你的身体开始显得笨拙,只要看一下腹部,就知道你怀孕了,平时的衣服好像偏瘦小,穿衣尺寸也随之改变。你可以在肚脐下方 7.6～10 厘米的位置摸到子宫。

当你穿着宽松衣物时,别人或许还不曾注意到你是孕妇。但如果你穿上孕妇装或泳衣时,那微凸的肚子就再也遮盖不住了。

孕15周的时候，你有可能会感到胎动。早期的胎动感觉就像气泡似的颤动感。你可以将胎儿第一次胎动的时间记录下来作为将来回忆的见证，好好享受这一刻吧！如果你感觉不到胎动，也不必担心，这都是正常的，因为每个人的感觉程度都不同，再过几周你就会有觉察或体验到了。

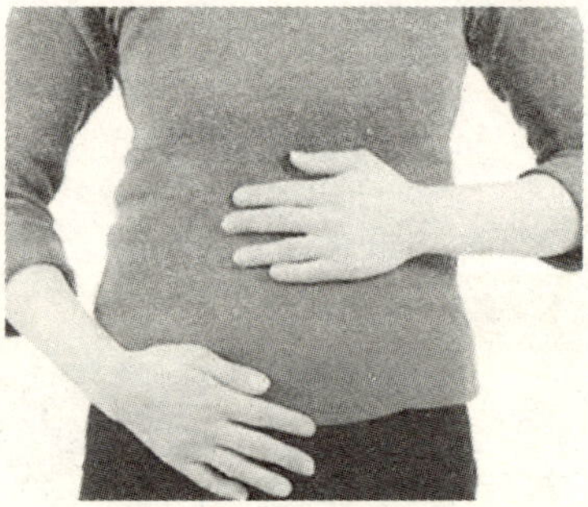

图16-1　微凸的肚子

孕妇的营养

这段期间，你可能每天都需要多摄取300卡的热量，以适应胎儿的发育及你的身体所需。下面列举的食物能让你每天多获得300卡热量，不过要小心，300卡热量不等于一大堆食物。

第一种选择：1片涂有一勺花生酱的全麦面包，1杯脱脂牛奶；

第二种选择：1/2杯糙米饭、3/4杯草莓、1杯橙汁、1片新鲜的凤梨；

第三种选择：1个玉米饼加1/2碗的蔬菜沙拉；

第四种选择：半个甜瓜、半个香蕉，半杯葡萄汁；

第五种选择：1盒优酪奶、1个中等大小的苹果、1杯绿叶菜；

第六种选择：2片薄猪肉片、1/2杯高丽菜、1根胡萝卜。

另外，午餐时喝上一碗汤或晚餐时吃一大块鸡肉也是个不错的选择。

注：1(个，杯)＝200克。

化验与检查

胎儿甲胎蛋白测定

甲胎蛋白是一种早期的人胎血浆蛋白。一般在孕5～7周由胎儿的肝脏合成，羊水里也会不断出现这种蛋白质，有些会透过胎膜进入母体的体循环，孕22周时血液中甲胎蛋白含量最高，直到分娩后才恢复到正常的范围。通过验血可以测得胎儿甲胎蛋白的数量。

通常在孕13～15周时做母血胎儿甲胎蛋白检查，检查时机要适宜，因为检验值通常与妊娠的周数及孕妇体重休戚相关。

甲胎蛋白值异常升高提示胎儿可能有严重的中枢神经系统缺陷，如脊柱裂和无脑儿。近年来研究发现，在妊娠第 16～18 周时如果母体血浆中甲胎蛋白浓度过低时，胎儿患唐氏综合征危险性较大，过去唐氏综合征只能通过羊水检查，目前通过验血也能协助其诊断。

如果母体血液中的胎儿甲胎蛋白值不正常，就必须再做详尽的超声波检查，以确定是否有脊柱裂、无脑畸型或唐氏综合征。另外，超声波检查还能确认怀孕周数。

其他须知

腰背疼痛

孕妇的腰背痛，这是由于日趋增加的胎儿体重改变了孕妇的身体重心，为了身体获得重新平衡，只能将身体后倾，而这种姿势加重了腰背部的韧带和脊柱的负荷，导致腰背痛。由于行动姿势的不正确也会引起及加重，如早上起床后的痛，多是夜里卧床姿势的原因；下午、傍晚的痛，多是由白天工作活动的姿势和走路等姿势的原因。有些人过度运动、散步、弯腰、举重物或久站之后，也会背痛。不过，大部分都只是轻微的疼痛，不会有太大的问题，偶尔起身活动而非久坐，就能改善背痛的情形。

你可以试试下列几种方法来避免背痛或减轻疼痛，而且越早实行功效越明显：

- 注意饮食情况及体重增加的速度。
- 站直，两脚脚尖朝前，两脚分开与肩同宽。两手放在两侧腰部做深吸气。
- 用物体支撑腰背部，身体向后倾，使腰背部成拱形，反复十次。
- 养成侧睡的习惯。
- 白天也要抬起双脚侧躺下来休息 30 分钟。
- 在疼痛的部位局部按摩或热敷，但要控制好时间。

按揉腰背

用手掌掌根或拳面放在准妈妈后背脊柱两侧肌肉，做轻快的、柔和的回旋运动，注意手要按住肌肉施加一定压力，不要在皮肤上摩擦。在一固定点按揉数十秒后将手向下移一手掌宽，再重复此操作，直至按揉到臀部以上。

改变睡姿

妊娠早期子宫增大不明显，体位对胎儿的影响不大。妊娠5个月后，子宫的重量、容积显著增大，子宫与周围脏器、血管的毗邻关系也发生了变化，特别是妊娠7个月后，孕妇自身体重和胎儿体重的增加，这时期的体位可直接影响子宫的血流量，尤其是仰卧位会压迫到重要的血管（包括腹主动脉及下肢动脉），使腹部血液回流受到阻碍，造成流向体内某些重要部位及流向胎儿的血流减少，有时甚至会让孕妇觉得呼吸困难。

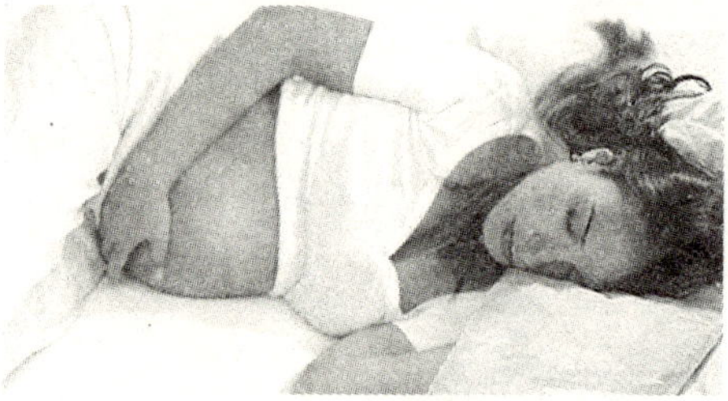

图16-2 左侧卧位

孕妇的最佳睡姿是左侧卧位，尤其是妊娠后期，左侧卧位可减少妊娠子宫对腹主动脉、髂动脉的压迫，使之维持正常的张力保证胎盘的血液灌注量，使孕妇不易发生下肢水肿、下肢静脉曲张和胎儿发育不良等。

如果孕妇长时间左侧卧位有困难，平卧时可在右侧臀部垫以毛毯、枕头或棉被等，使骨盆向左倾斜，同样也能起到左侧卧位的效果。市场上有特别为孕妇设计的孕妇专用枕头，不仅使用方便，也会让你更舒服。

蝴蝶斑

蝴蝶斑可能是怀孕后身体里面激素水平过高所致，但并非所有孕妇都会出现面部皮肤改变，目前循证医学还不能很好地给出解释。蝴蝶斑听起来漂亮，实际上不受准妈妈欢迎。民间有这样的说法：怀女孩会使妈妈长蝴蝶斑，怀男孩则不长。这种说法显然站不住脚。不必为怀孕期间的变化而烦恼，宝宝出生后不久，皮肤就会恢复原样了。避免强烈的日光晒，不让面部长时间暴露在日光下，保护怀孕期间皮肤，可减轻蝴蝶斑的程度。

孕期皮肤保养

- 避免日光直射以预防面部长杂斑。
- 均衡地摄取各种营养，多吃些含优质蛋白质和维生素B、C的食物如柑橘、草莓、蔬菜和牛奶及奶制品。

● 怀孕后少用化妆品，可用含维生素 A、D 的护肤霜揉抹面部皮肤，每天坚持，防止面部皮肤粗糙破裂。

● 一定要保证充足的睡眠。

怀孕笔记

怀孕第16周

胎儿的状况

本周，胎儿头顶到臀部长 10.5～11.8 厘米，体质量约 85 克，此时胎儿看上去像一个梨子。胎儿头上开始长出柔细的胎毛，脐带与腹部连结的位置也渐渐向下移。

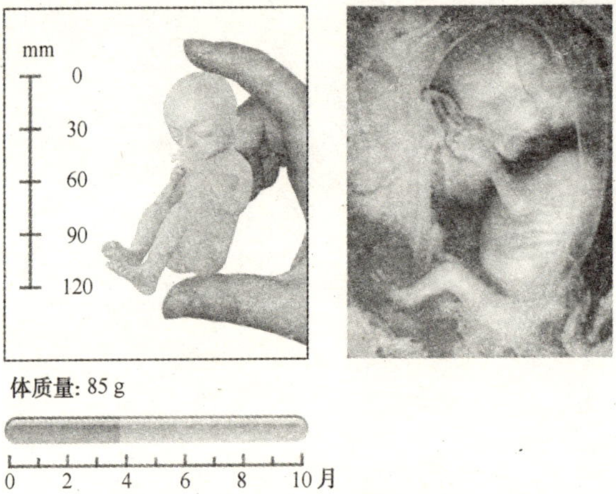

图 17-1 怀孕第 16 周的胎儿

胎儿指甲已经完全长了出来。图 17-1 可以见到，胎儿双脚明显比手臂长。

胎儿在本周发生的最大的事情就是他（她）自己会在你的子宫中“玩耍”了，胎儿在子宫中最好的“玩具”就是脐带，他（她）有时会拉它，用手抓它，将脐带拉紧到只能使少量空气进入胎儿体内。但是不必太担心，16 周的胎儿自己已有分寸，他（她）不会让自己一点空气和养份都没有的。另外循环系统和尿道在这时也完全进入了正常的工作状态。

宝宝说 我的眼睛现在已到达规定的位置，但眼皮仍合着，我的视网膜已经开始对光有感觉了，能隐约看到周围朦朦胧胧的光线，那里有白天和黑夜的变化。这是我将来要去的地方吗？我的身体还逐渐覆盖上一层柔软的细绒毛。妈妈，您能够感觉到我在体内运动了吧！我一边运动，一边长新器官。

孕妇的变化

随着胎儿的生长发育，你的子宫和胎盘也一起在增长。6 周前，你的子宫仅约 140 克，现在已达到近 250 克。围绕在胎儿周围的羊水，也继续增加，大约有 250 mL。你很容易就能在肚脐下约 7.5 厘米的位置，摸到自己的子宫。

感觉到胎动是怀孕期间最感珍贵的一部分。在感觉胎动之前，你已先确定怀孕，也在产检时听到了胎儿的心跳声。

胎动能让你确实感受到肚子里的小生命，让你跟胎儿有更亲密的联系。许多孕妇能经由胎动，感受到与胎儿的联系，并能在产前开始了解胎儿的个性。如果能够感觉到胎动，也能让人比较放心，因为那些让你知道胎儿安全无恙。胎动时，大多数孕妇的感受都很愉悦。也可以在胎儿踢你肚子的时候，拉着伴侣的手，一起摸摸看，让他一起感觉这美好的时刻。

胎动的程度，有时会比较频繁。怀孕早期胎动的感觉很轻微，有如蝴蝶轻掠，或只像是腹中的一串气泡而已。胎儿越来越大时，胎动就可能是宝宝轻快的伸展手脚，但也可能会拳打脚踢，让妈妈产生剧烈地疼痛。

孕妇的营养

怀孕妇女在妊娠中期，每日要饮水 1～1.5 L。可以喝牛奶，奶中含有丰富的矿物质和蛋白质，对母子都非常适宜。体重偏重的孕妇可喝脱脂奶。如果喝牛奶后出现腹胀、腹泻等症状，可喝酸奶或脱脂酸奶。酸奶对肠道中的有害生物的繁殖起抑制作用，对孕妇比较适宜。有时，你平常喜欢吃的食物，怀孕后可能会让你反胃。你就需要选择其他吃了不会反胃的、有营养的食物来代替。除了三顿正餐外，还可以补充三、四次点心。吃点心仍需注意两点：

(1) 吃有营养的小点心，如切一些新鲜的蔬菜，煮熟的蛋，低热量的花生酱、椒盐脆饼、低脂乳酪及牛奶能提供钙质。

(2) 正餐的量要减少，才吃得下点心。

少量多餐，随时补充身体营养所需，这才是怀孕期的营养目标。

对准爸爸说：

要积极热情地为孕妈妈和腹中的宝宝服务好，给孕妈妈精神及饮食上支持，给孕育着的宝宝“营养”，使妻子放心，腹中宝宝惬意。

化验与检查

羊膜腔穿刺术

羊膜腔穿刺术是产前诊断比较常用的手段，用于在胎儿出生前对胎儿有无遗传病或先天性疾病作出诊断。

如果有必要，孕妇通常会在怀孕16～20周间做羊膜腔穿刺检查。这时候，子宫已经足够大，胎儿周围羊水也较充足，做这项检查比较安全。羊膜腔穿刺检查后，也还有足够时间让孕妇考虑是否要终止怀孕。

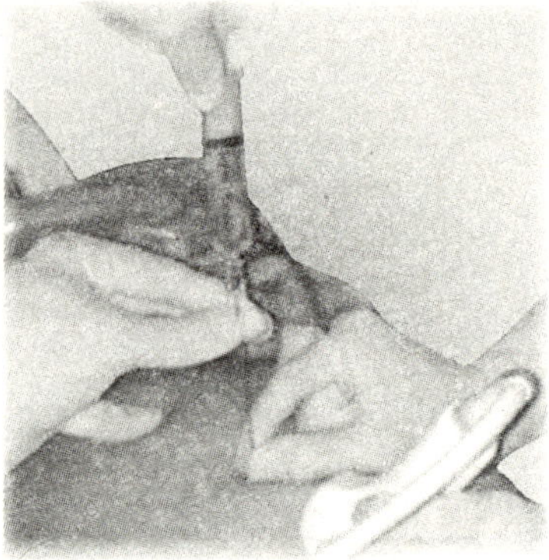

图 17-2　羊膜腔穿刺术

在羊水中悬浮的胚胎细胞，可以经由实验室中培养，用来鉴别胎儿是否异常。目前已知的新生儿先天畸形超过 400 种，利用羊膜穿刺检查，可检查出 40 种(占 10%)左右，包括：

- 羊水中的胎儿细胞可用于诊断胎儿是否患有染色体疾病，特别是唐氏综合征。
- 测定羊水中的甲胎蛋白含量，诊断胎儿是否有神经管畸形、腹裂等畸形。
- 羊水中的胎儿细胞可用于分析胎儿性别，应用于患有伴性染色体遗传病的孕妇，以决定胎儿的取舍问题，如血友病。

- 骨骼的先天畸形，如成骨不全症。
- 测定羊水内卵磷脂和鞘磷脂含量。
- 血液疾病，如胎儿红血球母细胞增多症。
- 用羊水测定胎儿的血型，以防母子血型不合。
- 对羊水中的胎儿细胞做酶分析及各项测定，诊断胎儿是否患有代谢性疾病，如苯丙酮尿症或其他一些酶缺乏症。
- 测定羊水中肌酐、酶、蛋白质、激素等的含量，为诊断胎儿疾病提供指标。
- 检查羊膜腔是否有感染存在，如胎儿 TORCH 感染。

哪些孕妇需接受羊膜腔穿刺术

- 35 岁以上的高龄产妇。
- 唐氏筛查高危的孕妇。
- 本胎次有生先天愚型儿的可能。
- 曾生育先天性缺陷儿者，尤其是生育过染色体异常宝宝的孕妇。
- 家族中有隐性遗传疾病者。
- 夫妇一方是染色体异常者或平衡异位的携带者。
- 性连锁遗传疾病携带者，于孕中期确定胎儿性别时。
- 曾生育过神经管缺陷或此次孕期血清甲胎蛋白值明显高于正常妊娠者。

羊膜腔穿刺检查有风险吗？会造成胎儿畸形吗？

羊膜腔穿刺术用于产前诊断至今已有 30 年的历史，无论诊断的准确性及安全性都得到了医学界的公认。羊膜腔穿刺术时，通常由经验丰富的医生在超声波的引导下执行，总体是很安全的。但羊膜穿刺检查仍有其风险，有可能会伤害到胎儿、胎盘或脐带，也可能会造成感染、流产或早产。虽然在超声波导引下做羊膜穿刺可尽量避免并发症，但仍无法排除所有危险。据统计，做羊膜穿刺导致胎儿流产的机率小于 3%。

羊膜腔穿刺术通常都安排在妊娠第 16～20 周之间施行，此时胎儿的胎体、手指、脚指等都已发育完成，所以基本上不会造成胎儿畸形。

其他须知

运动

运动时，氧气的需求量会增加。由于身体越来越重，平衡感也会随着改变，而且更容易疲倦。

孕妇应该参与一些相对安全的运动。如果你属于高危妊娠，或曾有流产经验，最好先得到医生的许可。此外，怀孕期间绝对不宜接受各种运动训练或增加运动量，反而应该趁着怀孕，减少运动量及剧烈的程度。哪些运动可以继续做，哪些运动适合孕妇做呢？下面列举几种运动。

(1) 游泳。游泳是最适合孕妇的运动，有水的浮力及支撑，能让你充分放松而感觉舒适。如果你会游泳，整个怀孕期间你都可以继续，可以每周游泳 2～3 次，每次 500 米左右。如果不会游泳，你可以在有遮荫的泳池里，做一些水中运动。怀孕的任何时间你都可以这样做，只要运动量不要太剧烈就行了。游泳能改善心肺功能，增加身体的柔韧性，增强体力，促进血液循环，有利于为胎儿输送营养物质。

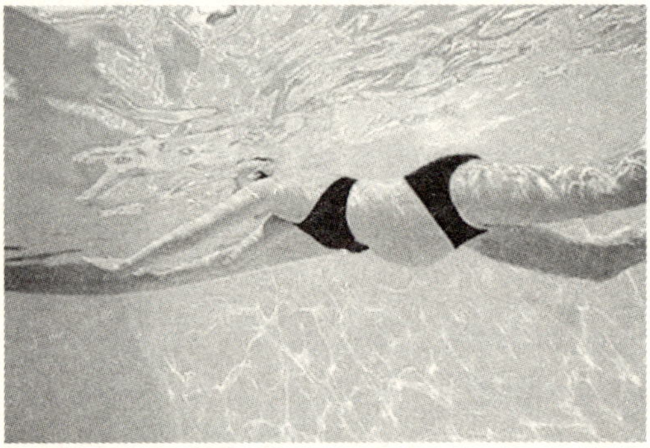

图 17-3　游泳

(2) 做孕妇体操。孕妇体操专门为孕妇设计，能够防止由于体重增加和重心变化引起的腰背酸痛及松弛腰部和骨盆的肌肉，为将来分娩做好准备，还可增强分娩信心。现在还有专门为准妈妈设计的“孕妇瑜伽”和“孕妇普拉提”，抽出一些时间学着做，对你健康、产后体型恢复都很有帮助。孕妇体重增加可能引起足弓塌陷，通过普拉提锻炼脚部就能加以避免。通过瑜伽锻炼盆腔和韧带，还可使分娩过程更顺利。

(3) 散步。在妊娠各个阶段的孕妇都适宜，散步可以稳定情绪，增进食欲和睡眠，保持肌肉健康，有利于顺利分娩。每天散步时间的总和在1～2个小时之间比较好。孕妇也可根据自己的感觉来调整，以不疲劳为宜。散步时间以每天早上起床后和晚饭后为最佳，散步时行走要缓，以免身体振动幅度过大，散步时，你可以与伴侣谈谈心，共度美好的时光。即使天气不好，你也可以在小区、花园或步行街散步，来回走3千米左右，运动量就足够了。随着孕周的增加，你可以逐渐减缓速度及缩短距离。

(3) 慢跑。有些妇女喜欢慢跑健身，妊娠后仍继续慢跑，但最好先请教医生。万一你是属于高危妊娠，就不适合慢跑。

当然不要在怀孕时增加跑步的里程数，也不要为比赛加强训练。慢跑时，最好穿着舒适的衣物及合脚的慢跑鞋。跑步前后一定要充分暖身及做舒缓动作。

当然，随着孕周的增加，必须逐渐减缓跑步的速度及缩短距离，甚至变成走路或散步。应避免运动过于剧烈，如果跑步中感到疲劳、眩晕、心悸、呼吸急促等现象，应减慢速度或停止跑步。慢跑中或慢跑后，如果出现腹部疼痛、子宫收缩、出血或其他不正常的症状，一定要立刻去医院检查。

生男或生女一个样

准父母最常问的问题，就是“怀的孩子是男孩还是女孩？”对许多夫妇来说，不确定孩子的性别反而也是一种乐趣。

医生比较担心的是你及胎儿的健康状况，而不是胎儿的性别。不管是男孩还是女孩，怀孕过程、生产及分娩过程都能健康平顺，才是医生最在意的。

怀孕笔记

怀孕第17周

胎儿的状况

本周胎儿头顶到臀部长11.8～12.5厘米。胎儿的体质量约100克，与你手掌张开的大小差不多。胎儿此时的骨胳都还是软骨，可以保护骨胳的“卵磷脂”开始慢慢地覆盖在骨髓上。本周起，胎儿体内的脂肪开始形成。

孕妇的变化

你可以在脐下方3.8～5厘米处摸到子宫。本周，你的下腹隆起更加明显，必须穿上有弹性的衣服或宽敞的孕妇装，才会觉得舒适。配偶拥抱你时，他也能感觉到凸起的腹部了。

此外，身体的其他部位也持续变化，如乳房、臀部、腿部等部位。体质量增加了2.5～4.5千克，都属正常范围。站立时，子宫会向前碰到腹壁前侧，这时最容易摸到。躺下时，子宫会倒向后方，压在你的脊椎及上腔静脉和腹主动脉上。

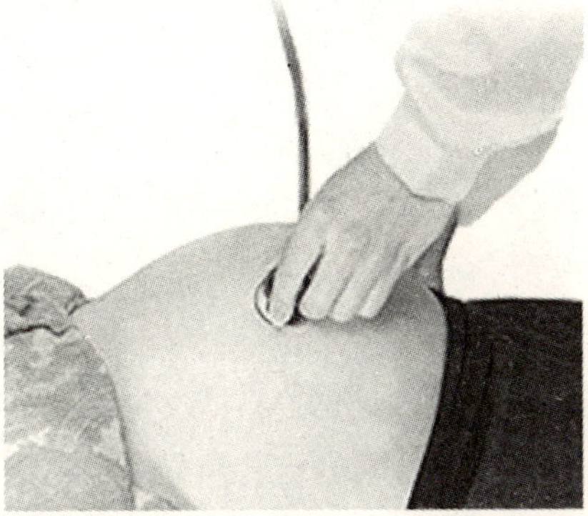

图18-1 胎心听诊

你可以借助听诊器听到胎儿强有力的心跳，胎儿有力的心跳可以减少你对分娩的恐惧，使你信心倍增，同时你那颗因怕胎儿在怀孕时受到伤害的心可以暂时放下了。你今后可以通过听胎心音来确定胎儿的健康状况，如发现任何异常，请立即到医院寻求医生的帮助。

孕妇身体的重心随着子宫的不断增大而发生着变化，这时候你可能会感到行动有些不方便，所以着装要注意身体的舒适感，穿鞋尽量选择软底平跟的鞋。

圆韧带连接着子宫上方的两侧与盆腔侧壁。怀孕期间，随着子宫逐渐长大，圆韧带也会被伸展及拉扯，变得更长更厚。有时候，你的突发性动作，可能会拉扯到这些圆韧带，使你感觉不舒服或疼痛（称为圆韧带痛），这种疼痛不至于造成太大问题，也表示子宫还在继续生长。圆韧带痛可能发生在单侧，也可能双侧都有或一侧较严重，但不会对你及胎儿造成伤害。如果感觉疼痛，最好躺下来休息。如果痛得很厉害或并发阴道出血、排出大量液体分泌物、剧烈疼痛等其他问题，最好去看医生。

如果怀孕期间曾有过小腿痉挛，最好不要长久站立。尽可能侧躺休息，做一些柔和的伸展动作也会有帮助。你也可以热敷抽筋的部位，不过，最好不要超过15分钟。

孕妇的营养

有些孕妇在怀孕期间基于个人因素或宗教理由必须吃素。吃素食因个人选择的素食种类不同，对健康亦有不同程度的影响。若选择含蛋乳类的素食，所摄取的营养成分与一般荤食者较相近，因此比较不会发生营养不良的情况。而纯素者近乎不食任何动物性食物，如果不知如何技巧地搭配各类可食之食物，很容易产生营养不良的现象；如果你慎选食物的种类及组合，那么吃素也无妨。

如果不吃荤菜，那么食物中就必须含有足够的热量，以提供身体所需。热量最好来自新鲜的水果及蔬菜。蛋白质最好来自各种食物，这样产生的热量才足以提供胎儿发育及你的健康需求。例如，素食者蛋白质的主要来源是黄豆及其制品，虽然黄豆及其制品含有丰富的赖氨酸，但是只含少量的甲硫氨酸，而谷类含有丰富的甲硫氨酸，因此谷类和豆类一起食用时，能发挥互补作用，较符合必需氨基酸的需要量。

维生素及矿物质非常重要，如果你能摄取全麦谷类食物、小麦胚芽等各种食物，就不会缺少铁、锌等微量矿物质。不过，你还需要额外补充钙、维生素 B_2、维生素 B_{12} 及维生素 D。例如，维生素 B_2 的主要食物来源有内脏、蛋、奶类等，全素食者常无法自此类食物中获得，必须多摄取深绿色蔬菜及豆类。带骨鱼类、奶类及其制品是钙质的最好来源，纯素者不摄食此类食物，容易造成钙质缺乏，为避免钙质不足，要摄取足够的豆类及豆制品、芝麻、深绿色蔬菜，必要时可补充钙片。

如果怀孕后，觉得吃肉很恶心，可以请医生推荐营养师，让营养师帮你制订饮食计划。如果你只是短时间吃素，最好能了解如何摄取营养丰富的素食食物。如果对饮食有任何问题，一定要跟医生或营养师讨论。

化验与检查

胎儿镜检查

胎儿镜又称羊膜腔镜或宫腔镜，是一种很细的光学内窥镜。借助胎儿镜，可以直接观察宫内胎儿的体表，有时也可以由胎儿镜直接观察诊断胎儿的异常及问题（如唇裂、腭裂、肢体畸形、白化病、骨软骨发育不良、腹部脐疝、开放性神经管畸形、内脏外翻、外生殖器异常等），或采集羊水、胎儿血、取胎儿体表组织，甚至可以借由胎儿镜直接进行宫内的手术。医生经由胎儿镜观察胎儿，比使用超声波检查更直接且清楚。

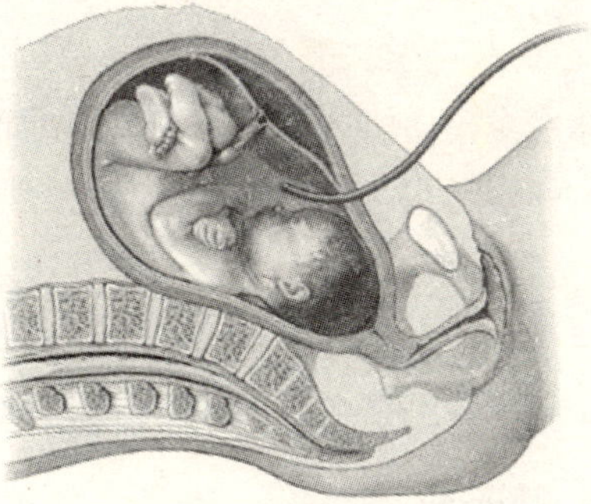

图 18-2　胎儿镜

胎儿镜检测时间根据羊水的量、胎儿的大小、脐带的粗细和检查的目的确定。一般来说，妊娠 15～17 周时，羊水量足够，胎儿也较小，适宜观察胎儿外形表体；妊娠 18～22 周时，羊水继续增多，脐带增粗，适宜做胎血取样；妊娠 22 周之后，羊水透明度逐渐下降，不利于观察。

利用胎儿镜检查时，首先使用超声波引导下，选择合适的穿刺点，然后将有如腹腔镜的内视镜由孕妇腹部置入，直接到达子宫。检查的步骤与羊膜穿刺类似，但比羊膜穿刺使用的器具大。

胎儿镜检查是一项技术性较强的产前诊断项目，事实上只有极少数孕妇需要进行胎儿镜检查。如果医生建议你做胎儿镜检查，检查之前最好先与医生详细讨论，了解这项检查的利弊与风险。这项检查一定要由经验丰富的专职医师来做，它所导致流产的机率约 3%～5%，而且目前国内很少有医院提供这项检查。

其他须知

阴道分泌物增加

在整个妊娠期间，由于体内激素的变化，阴道黏膜亦有充血水肿，皱襞增多，阴道变软，伸展性好，清澈或淡黄色的阴道分泌物可能会比平时稍多一些，但不感到痒或疼痛。主要是因为宫颈腺体分泌增多所致，故怀孕后常感到白带增多，阴道上皮细胞糖原积聚，在阴道杆菌作用下分解产生乳酸，使阴道酸度增高，不利于细菌生长。

如果你觉得白带很多，可以使用护垫。同时，尽量避免直接穿连裤袜或穿尼龙材质的内裤，最好选择纯棉质料的内裤。

怀孕时很容易发生念珠菌性阴道炎。这时，阴道的分泌物会出现恶臭，呈现黄色或绿色，还会造成阴道周围的刺激及搔痒。如果你出现上述症状，请立刻去看医生，医生会针对病原治疗阴道感染。

需注意的是，怀孕时不可做阴道灌洗，尤其不可使用球形灌洗器。

性关系

怀孕可让你及伴侣间的关系更加亲密，健康而适度的性生活不仅是可以的，还能大大增进你和配偶之间的亲密感情，特别有利于孕妇保持身心愉快，让孕妇心灵得到安全感、愉悦感，同时还能舒缓妊娠期间的焦虑情绪，对孕程十分有益。

通常担心性行为会影响胎儿健康、造成早产或流产，这大多来自孕妇心理因素及传统观念，并没有科学根据。事实上，改变相应的性交体位，减少对孕妇腹部的压迫和冲击，夫妻仍可维持性生活，仍可享受并拥有安全又愉悦的性爱关系。但你和配偶仍需注意下列事项：

(1) 妊娠期的性生活不要过于剧烈。选择一些合适的体位，以不会直接挤压或撞击孕妇肚子为宜，同时避免给子宫以直接的强烈刺激。

(2) 妇女怀孕以后，阴道的分泌物增多，外阴部对细菌的抵抗力随之减弱。因此要做好自我保护措施，拒绝不安全或不洁的性行为。若不幸感染，或有感染现象，或阴道分泌物过多、下腹痛、发烧等，切不可掉以轻心，需要及时就医，寻求专科医师的帮助，避免自行用药。

(3) 如果你有子宫收缩、出血或其他问题时，可以咨询医生。医生会根据你的健康状况，提供建议。通常，对于在怀孕的前3个月和怀孕最后2个月，有腹痛或阴道出血等情况，或医生认为有流产及早产可能的时候，或"高危妊娠孕妇"(如有多次流产史或早产经历)，或有前置胎盘等产科原因不宜同房者，或有严重合并症者，尽可能避免同房。

对准爸爸说：

你是不是也担心怀孕时同房会伤害到胎儿，你的另一半可能也有同样的疑问，因此不妨一起咨询医师。

什么是胎动

你可能不知道，在超声波下，胎儿大约在12周就已经开始进行运动了，他们的小手、小脚、小脑袋还有小身体，都能在妈妈的子宫里活动自如，像个小精灵，开始慢慢感触外界的刺激，做出自己的反应。胎儿成长发育到一定时期，四肢能有力地活动，孕妇也能感觉到胎儿的手舞足蹈，这就是胎动。

温馨提示

孕妈妈情绪差，胎儿的胎动次数会比平时多3倍，胎儿体力消耗多，会出现体重下降。如果孕妈妈在孕期心情长期压抑，宝宝出生后容易出现消化系统功能紊乱，所以孕妈妈应保持愉快的心情。

当你能感受到胎动后，随着孕龄的增加，胎儿的动作会越来越大，并逐渐增多，妊娠第28～38周是胎动最频繁的时期。临近预产期，胎动次数会减少。正常的情况下，胎动是有规律的，这是因为胎儿也有自己的生物钟，他(她)也需要睡觉。

那么胎动一天需要多少次呢？正常情况下，胎动一般每小时3～5次，12小时内胎动为30～40次。一天之中，早晨的胎动次数较少，下午6

点以后增多，晚上 8～11 点胎动最活跃。当然，由于胎动受到诸多因素的影响，有些胎动的次数或稍多或稍少一些，只要胎动是规律的，胎儿就是正常的。

如果 12 小时胎动少于 20 次，则为异常；少于 10 次，则表明胎儿有危险，可能有在子宫内有缺氧现象。如果胎儿的胎动较频繁，常常也是胎儿因缺氧而“抗议”的信号。如脐带绕颈较紧、胎盘功能障碍，或孕妇不正常用药及外界的不良刺激等，导致胎儿在子宫内缺氧，当胎儿的生命受到威胁时，胎儿便出现异常的胎动，不仅表现在次数上，而且还体现在性质上，如强烈地、持续不停地推扭样的胎动或踢动，甚或是微弱的胎动，这些都是不祥之兆。胎动消失到胎儿死亡的过程，绝大多数在 24 小时左右，因此如果你一发现胎动出现了异常，就要马上到医院去进行诊治。

怎样测胎动呢？你可以选择在上午、下午和晚上各统计 1 个小时的胎动，然后把 3 次胎动的次数相加乘以 4，就可以代表一天的胎动了。计数胎动时，孕妇宜取左侧卧位，环境要安静，思想要集中。

宝贵的营养——阳光

由于腹内胎儿的生长发育，以及母体自身的代谢变化，准妈妈需要比正常人更多的钙等营养物质。大自然慷慨地赋予人类宝贵的阳光，太阳不仅给我们带来了光和热，而且阳光中的紫外线还能使人体产生维生素 D，进而促使体内的重要元素——钙的正常吸收。

为了摄取孕妇所必需的维生素 D，以促进钙的正常吸收，除了加强饮食中营养，还应该积极摄取最廉价而又最宝贵的营养——阳光中的紫外线！紫外线是看不见的，一层玻璃几乎能挡住阳光中的全部紫外线。所以，孕妇要适当地到户外去，常晒晒太阳。

> 对准爸爸说：
> 在阳光充足的日子里，陪太太在树荫下散散步，春秋季以每天 9～16 时，冬季以 10～13 时阳光中的紫外线最为充足，可选择在这段时间晒太阳。

此外，阳光中的紫外线具有很强的杀菌消毒作用，能杀灭皮肤和空气中的细菌。阳光在室内照射 30 分钟以上，能达到空气消毒的效果。孕妇居室也要有定时“引来阳光”照射的习惯。晒太阳可以提高孕妇抵抗力，预防感染性疾病，有益于胎儿发育。

至于什么时候晒太阳，应根据季节、时间以及每个人的具体情况灵活掌握。假如是烈日炎炎的盛夏季节，就用不着专门去晒太阳，树荫里的散射阳光就足以满足孕妇的需要了。

胎儿的第一次胎动是什么感觉？

在怀孕的第16～20周，大多数的胎儿第一次做出让妈妈有所感觉的运动，那是一种轻柔的敲击的感觉，也有妈妈回忆说，像是肚子里有气泡咕噜的感觉。不过慢慢地，胎儿的动静会越来越大。

怀孕笔记

怀孕第18周

胎儿的状况

本周胎儿头顶到臀部长 12.5～14 厘米，体质量约 150 克。

此时胎儿小胸脯一鼓一鼓的，这是他(她)在呼吸，只不过这时的胎儿吸入和呼出的不是空气而是羊水。

如果是女孩，她的阴道、子宫、输卵管都已经各就各位；如果是男孩，胎儿的生殖器已经清晰可见，当然有时因胎儿的位置不同，小小的生殖器也会被遮住。

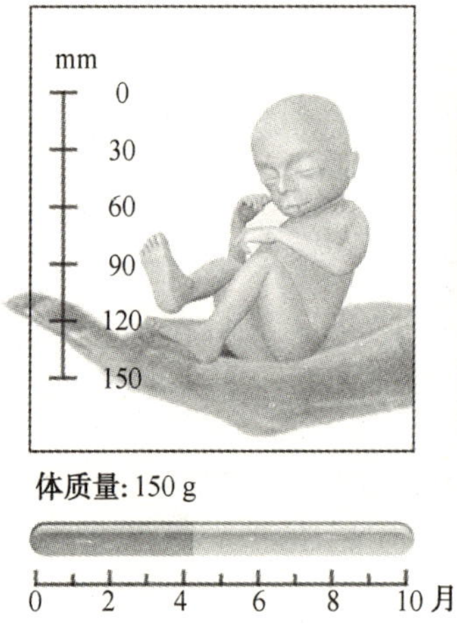

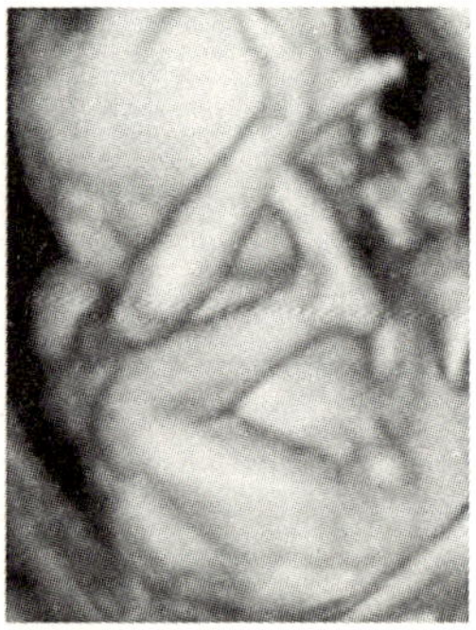

图 19-1　怀孕第 18 周的胎儿

孕妇的变化

你可以在脐下方两根手指宽(约 2.5 厘米)的位置摸到子宫,大小和一个香瓜差不多。

你的体质量增加了 4.5～5.8 千克,增加的幅度因人而异。如果体重增长过快,比这个数字更大,应到医院通过诊断来确诊原因,也许还要咨询营养师,请他帮你调整饮食。因为怀孕的过程还不到一半,后续体重还会增加很多,体重增长过快会给将来分娩带来困难。因此,此时不宜增加过多的体重。当然体重增长过缓,也可能存在胎儿、胎盘、子宫、营养不良或患有某种疾病。

建议你到医院做一次全面的检查,通过超声波检查你可以看到胎儿各种姿势和运动时的动作,如踢、摸、滚动及吸吮手指等。可能的话,向医生索要超声波图像,并保存好,这可是宝宝的第一张照片,你可以和配偶及亲友一起分享这快乐幸福的时光。胎儿在你的肚子里面可什么都知道,你只要和他(她)说话,他也许就会作出相应的反应,别忘了多和你宝宝交流哦。

孕妇的营养

铁质对孕妇来说非常重要,每天必须摄取 30 毫克的铁质。这是因为除了血容量逐渐增加和维持自身组织变化的需要外,还要为胎儿生长供应铁质。铁是供给胎儿血液和组织细胞的重要元素。胎儿除了摄取日益增长所需要的铁质之外,还需要在肝脏中贮存一部分铁质。同时,母体还要为分娩失血及哺乳准备铁质。如果你是亲自哺乳,胎儿就不必担心铁质不足了。

多数孕妇专用维生素含有约 60 毫克的铁,如果饮食均衡,每天吃一粒维生素就足以提供身体所需。如果你还需要额外补充铁剂,最好同时喝一杯橙汁或葡萄柚汁,以促进铁质吸收。服用铁剂或吃含铁丰富的食物时,不要同时喝牛奶、咖啡或茶,以免妨碍铁的吸收。

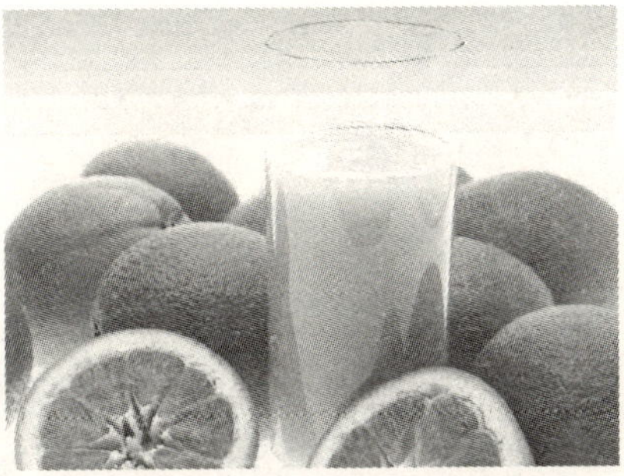

图 19-2 橙汁富含丰富铁质

事实上,你摄取的铁质,只有 10%～15%被身体吸收,因此需要吃含铁丰富的食物来维持体内基本的贮存量。富含铁的食物有动物的肝、心、肾、蛋黄、瘦肉、黑鲤鱼、虾、海带、紫菜、黑木耳、南瓜子、芝麻、黄豆、绿叶蔬菜等。如果孕妇单吃植物性食品，植酸有碍铁的吸收，单吃动物性食品吸收铁较多一些。如果将动、植物食品混合吃，铁的吸收率可以增加一倍。摄取富含维生素C的食物，更能促进铁质的吸收。

如果你觉得疲倦、注意力不集中、头痛、晕眩或者很容易不舒服，你有可能缺铁。可以去医院检查血色素，跟医生进一步讨论。

化验与检查

● 胎动。妊娠18周后，绝大多数孕妇可自感胎动，正常每小时3～5次，测胎动可早中晚各计数1小时，3次相加乘以4得12小时的胎动次数。

● 胎心。胎心频率正常为每分钟120～160次。胎动时加速，胎动后恢复到正常。

● 检查宫高和腹围。宫高是子宫底与耻骨联合之间的距离，腹围是在肚脐水平的腹围值。通过这两项值的动态观察可了解胎儿生长情况或羊水量的增减。

测量体重、血压。衡量胎儿生长发育情况和母体状况。

● 特殊检查。多数产科医生都不主张18周以内的孕妇做超声波检查，尤其是在怀孕12周以内。因为，过多的超声波检查，可能是胚胎细胞分裂与人脑成形异常、畸胎或死胎的“凶手”。但是，如果孕妇在早期出现令人揪心的情况，如阴道流血、腹痛，借助超声波确定胚胎是否存活，能否继续妊娠，有无异常妊娠如宫外孕或葡萄胎，则是最直接和可靠的手段，积极配合医生的检查是明智的做法。

其他须知

孕期蛋白尿

在做产前检查时，医生会用试纸检查你尿样中蛋白质的情况，尿液中蛋白质（即蛋白尿）的含量，可以说明肾脏的运作状况。尿液中含有少量蛋白质并不罕见，这可能只是表明你肾脏的负担比怀孕前加重了而已。孕期蛋白尿常见以下几种情况

（1）先兆子痫。蛋白尿是其主要体征之一。由于肾血管痉挛缺血，使

肾小球通透性增加而引起。尿蛋白越多提示肾损坏越严重,对母儿有严重影响。如果你的尿样中蛋白质含量很高,医生还可能会采集你的血样,进一步检查你的肝功能。

(2) 妊娠合并肾炎。肾小球、肾小管均有病变,若单独出现蛋白尿,妊娠结局良好;若同时有高血压,或伴有肾损害时,对母胎影响较大,应结合内科情况酌情处理。有高血压且并发症多者,怀孕后最好早期做人工流产。如果一定要怀孕,孕后血压不超过 20/13.2 kPa,可在医生观察下继续妊娠。有氮质血症者,说明肾功能不全,必须终止妊娠。

(3) 泌尿系统感染。由于尿液中混有红、白细胞,可以造成蛋白尿阳性。医生会根据尿样分析、感染的类型,给你开一些抗生素药物。

(4) 其他疾患可以引起蛋白尿。如系统性红斑狼疮等。

留取尿标本时要注意留取中段尿,以免混入外阴和阴道的分泌物而出现假阳性结果。

膀胱感染

膀胱的炎症可分为急性与慢性两种,两者可互相转化,急性膀胱炎得不到彻底治疗可迁延成慢性,慢性膀胱炎在机体抵抗力降低或局部病变因素加重时,又可急性发作。怀孕时,尿频是最常见的症状之一。如果不幸患了泌尿道感染,尿频就会更严重。泌尿道感染(膀胱炎)是孕妇最常见的膀胱及肾脏疾病,增大的子宫直接压迫在膀胱和输尿管上,阻断尿液流通,使得膀胱更容易细菌感染。

整个孕期,医生会要求你做 3～5 次尿液检查。如果怀疑有尿道感染或有其他不舒服的情形如浮肿,医生还会要求你做尿液检查。

膀胱炎患者需适当休息,多饮水以增加尿量,以大量的液体冲洗尿道以促使细菌排出。注意营养,忌食刺激性食物,与配偶同房后最好立刻排尿,这些都有利于缓解炎症。膀胱刺激症状明显的患者给予解痉药物缓解症状,治疗膀胱炎的抗生素,孕期使用是安全的。膀胱炎很容易治疗,但如果不治疗,泌尿道感染进一步加重,甚至可能会导致肾盂肾炎。

如果你觉得自己好像有泌尿道感染的症状,应尽快去医院检查。

唐氏综合征

唐氏综合征又称21－三体，患者有特殊面容，眼角外翘，鼻梁塌陷，通贯手，舌头外伸，肌无力，常伴有严重智力障碍，生活不能自理。随母亲年龄增长发病率升高，30岁以下孕妇分娩21－三体患儿的机率为1/2 000，35岁以上孕妇分娩21－三体患儿的机率为1/350，45岁以上孕妇分娩21－三体患儿的机率为1/20。目前在孕11～14周通过胎儿颈部“透明带”的筛检；在妊娠15～20周通过母亲血清甲胎蛋白值及绒毛膜促性腺激素，再结合孕妇年龄、孕周，可计算出其危险系数。若属高危人群，则尽快抽羊水进一步检查，最佳筛选时间在妊娠16～20周。

对准爸爸说：

早点回家多陪伴妻子，缓解妻子紧张的情绪和压力；多分担些家务，体贴妻子，从各方面对妻子给予照顾；不要在怀孕的妻子面前吞云吐雾、砌“长城”，大声播放音乐和电视，为宝宝健康发育创造条件；不要特别关注胎儿的性别；出门在外多担待些，不要总是走在妻子身后。

晕眩

孕妇常会觉得晕眩，这种情形通常是血压较正常人低所造成。晕眩现象常出现在怀孕的中期，但也可能更早。造成怀孕期低血压的主要原因有下列两个

(1) 子宫增大后，出现低血压可致眩晕。这是由于巨大的子宫压迫到主动脉及下腔静脉，造成压力，使回流血量及心搏出量减少，这种情形称为仰卧式低血压综合征，通常在孕妇较长时间平躺的时候发生。孕妇在睡觉或躺下休息时，最好采取侧卧位方式尤其左侧卧位，不要平躺，这样不仅可以改善胎儿血氧供应，还可以避免发生这种仰卧式低血压综合征引起的眩晕。

(2) 迅速改变姿势所造成。如由坐、跪或蹲姿，突然站起来时，就会产生这种晕眩的现象，称为姿势性低血压。当你快速站起身子时，因为重力的关系，会使大脑里的血液流出，造成血压快速下降。只要注意从坐姿或卧姿起身时，慢慢站起来就可以避免这种晕眩了。

有时孕妇站立时间久了，也会感到眩晕、甚至发生晕厥。这是由于孕

妇站立较久时，血液大部分淤积在骨盆和下肢，导致回流心脏的血液减少，影响脑部的血液供应。要避免长时间站立，或猛然变换姿势，你可以每隔30分钟就坐下休息一下，或将双腿抬起，促进血液回流。

如果出现的眩晕症状经上述措施处理后没有改善或频繁出现时，就应及时到专科医院诊治，以免延误病情。

另外，随着腹中胎儿的生长，母体血液中的水分增多，血液红细胞被稀释而导致的生理性贫血也会引起眩晕。怀孕时，医生会为你做常规的血液检查，一旦发现有贫血的现象，就会进行治疗。

怀孕也会改变你的血糖值。不论是高血糖（高血糖症）或低血糖（低血糖症），都会让你感觉晕眩，甚至昏倒。孕妇如果有糖尿病或晕眩症的家族史，医生就会定期为你做血糖测试。你也可以随身携带水果或饼干，以备不时之需。

怀孕笔记

怀孕第19周

胎儿的状况

本周胎儿头顶到臀部长13～15厘米，体质量约200克。此时，胎儿开始能够吞咽羊水，肾脏已经能够制造尿液，头发也在迅速生长。19周的时候，胎儿最大的变化就是感觉器官开始按照区域迅速地发展。味觉、嗅觉、触觉、视觉、听觉从现在开始在大脑中专门的区域里发育，此时神经元的数量减少，神经元之间的连接开始增加。

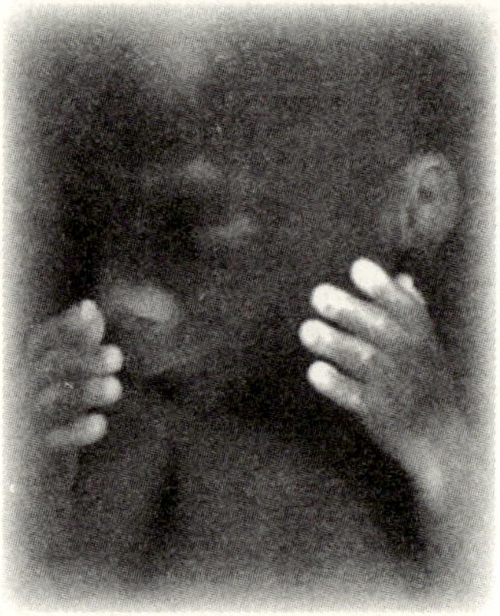

图 20-1　怀孕第19周的胎儿

宝宝说

我开始长脑子了。现在，我动得越来越多了，能用手探索我的身体和周围的环境。我很活跃，喜欢变换姿势，拉扯脐带，用脚踢子宫壁。妈妈腹部上的小鼓包是我的小头或一只小脚，或是一只小胳膊。但大部分的时间里，我仍然在睡觉，每天能睡16～20个小时，深睡、浅睡交替着。妈妈，瞧，我长大了很多唉，我的头和脖子占了身体全长的三分之一。

孕妇的变化

你可以在肚脐下方约一横指的地方，很容易就摸到自己的子宫。你的子宫底每周会升高1厘米。每天你都清楚地感到胎儿在不停地运动。

此时你的体质量增加了3.6～6.3千克，但胎儿仅占200克左右。胎盘约170克，羊水占320克，子宫则约320克，你的乳房各大约增加了180克。

现在的你整天都很疲倦，比较嗜睡，胃口也很好，这都是正常的。

孕妇的营养

钙质对你及发育中的胎儿都非常重要，钙质让你的骨骼健康，如果你的骨骼和牙齿脱钙，会引起腰腿痛、骨头痛、手足抽搐及牙齿脱落等，严重时还会发生骨软化症、骨盆变形，甚至造成难产。胎儿所需的钙只有从母体中获得，他需要用钙来制造坚强的骨骼及牙齿，胎儿缺钙可导致胎儿骨骼发育不良，引起先天性佝偻病等。怀孕时，孕妇每天都应摄取约1 200毫克的钙。如果产后亲自哺乳，你的身体就必须在怀孕后期贮存大量钙质，以提供哺乳所需。目前我国孕妇每日钙摄入量仅有600毫克，不足建立和保持母体和胎儿的最佳骨质水平。

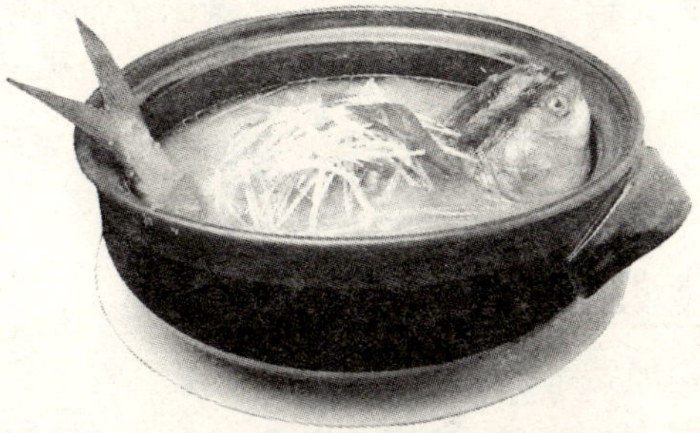

图 20-2　鱼中含有丰富的钙质

乳制品是钙质的最佳来源。一般250毫升鲜奶中约含250毫克的钙，另外，海米、虾皮等含钙量也较多，且易于被人体吸收。白菜、西兰花、高丽菜、芝麻、杏仁、煮熟的干燥豆类、豆腐及鱼等食物，也都含有丰富的钙质，橙汁和某些面包则有助于钙质的吸收。在烹饪食物时讲究一些技巧，也可以提高食物中钙含量，比如炖排骨时在汤内放些醋可以使排骨汤中的钙质增多。

对孕妇来说，鱼类是一种极富营养的食物来源，适度吃海鱼(每周吃1～2次)，因为它富含多不饱和脂肪酸系列中的EPA和DHA，有利于胎儿早期神经系统发育。

有些食物会妨碍钙质吸收。盐、茶、咖啡，蛋白质及未发酵的面包，都会减低钙质的吸收率。

如果医生认为你应该再额外补充钙质，可以在医生指导下，根据需要量口服一些钙制剂。

其他须知

脑积水

脑积水是因胎儿脑室系统某个部位发生闭塞，引起脑室扩张积水，从而挤压正常脑组织造成的，一般在孕早期不能轻易下脑积水的结论。脑积水会让新生儿头颅变得很大，发生率占所有严重胚胎畸形的10%左右。

诊断脑积水最好的方法，就是超声波检查，妊娠19周时最容易诊断出来。但也有些案例，是在多次产检后才发现或明确诊断的，一旦确诊应中止妊娠。

妊娠合并子宫肌瘤

如果你被诊断妊娠合并子宫肌瘤，你一定会为此焦虑，经常会问自己"胎儿有危险吗?""肌瘤会变性吗?""需要剖宫产加肌瘤挖除吗?""可以自己分娩吗?"其实子宫肌瘤为女性常见病、多发病。很多女性都有子宫肌瘤，只是因肌瘤小，无自觉症状，未引起重视。子宫肌瘤患者能顺利怀孕已再好不过，不必为肌瘤引起的不孕而烦恼。

妊娠早期肌瘤的存在不利于受精卵的着床和生长发育，流产的发生率是非肌瘤孕妇的2～3倍，应注意生活起居，以防流产。孕期如无不适，可不必干预，随妊娠月份增大，子宫肌瘤组织水肿，平滑肌细胞肥大，故肌瘤常相应增大，若增大较快而供血不足，就会出现退行性变，其中以红色退行性变为多见，一般采取保守治疗，疼痛多能自行缓解，多数妊娠可继续下去。壁间肌瘤或黏膜下肌瘤，如果较大可妨碍胎儿在宫内活动而造成胎位不正，臀位和横位的发生率增加。

若肌瘤不影响产道，尽量阴道分娩。多发性子宫肌瘤影响子宫收缩，应在严密观察下试产并防治产后出血。若因宫缩乏力、产道受阻或为抢救胎儿需要剖宫产时，手术中是否剔除肌瘤、切除子宫，必须根据病情需要，征求家属同意后决定。因为妊娠子宫血运丰富，肌瘤生长大，此时行肌瘤摘除创面大，出血多，而产后随子宫复旧肌瘤也会缩小。因此需要权衡利弊，慎重决定是否在剖宫产时进行肌瘤挖除。

妊娠合并卵巢肿瘤

妊娠期发现卵巢肿瘤应结合彩超及肿瘤标志物检查，判定肿瘤的性质，发现卵巢肿瘤不必急于手术，妊娠早期发生的单侧单纯囊肿，以黄体囊肿可能性大，在妊娠中晚期及分娩后可自行消失。如果卵巢肿瘤小于5厘米，无不适，可定期复查；若肿瘤大于5厘米，但无扭转或急腹症，可等待妊娠16～18周时再手术治疗，此时胎盘形成良好，不易流产，手术也容易进行。如果肿瘤发生扭转，保守治疗不缓解，或肿瘤破裂及怀疑恶变时，应以孕妇生命安全为第一，尽早手术。妊娠晚期发现卵巢肿瘤，如无急性指征，可顺其自然；若肿瘤较大或阻塞产道，以及产科原因需剖宫产时，则可在剖宫产同时切除卵巢肿瘤。

妊娠合并癌症

现在环境污染加上生活水平提高，肉食多素食少，肿瘤患病率提高，因此在准备怀孕前最好全面体检，了解自己的健康状况再做计划。怀孕后，很容易被妊娠反应掩盖实际症状，更难发现及诊断。同时由于担心伤害胎儿，怀孕期间的检查手段也受限制。对医生来说处理疾病也更棘手，医生不但要思考如何来医治母亲，更要考虑到腹中发育的胎儿。如何处理应视癌症的发现时间、病程长短、严重程度及肿瘤类别而不同。一般来说，孕妇的顾虑，有下列几项>>

- 要不要立刻终止怀孕，以便开始治疗癌症？
- 若使用药物治疗，会不会影响胎儿？
- 能不能等到分娩或终止怀孕后再开始治疗？

妊娠合并癌症包括乳腺癌、白血病、淋巴瘤、妇科恶性肿瘤（好发于子宫颈、子宫及卵巢等女性生殖器官的癌症）及骨瘤、肝癌、肺癌等。

临床资料证明，妊娠可以促使癌症的复发和转移，也给治疗带来很多困难，影响疗效。如果是患生殖系统或乳腺肿瘤的患者，是否可以怀孕，应当经肿瘤科及妇科专家会诊，确实对身体健康没有影响，而且具有妊娠生育能力，才可以考虑妊娠，但一般以不妊娠为好，以免体内的内分泌系统平衡紊乱，扰乱患者健康。

有些患者是在妊娠期内发现癌症的，这时应迅速中止妊娠，保护孕妇，及早治疗癌症。如果临近生产，也可以进行引产或剖腹产，然后治疗癌症。

怀孕笔记

怀孕第20周

胎儿的状况

本周胎儿头顶到臀部长14～16厘米，体质量约255克。胎儿的皮肤红红的、皱巴巴的，有了汗腺。头的周长随着大脑的发育而增大。从本周起，胎儿的大脑每月增加90克。大脑里已有上百亿个神经细胞，它们将逐渐联结起来。如果是个女孩，阴道开始凹陷，卵巢里已有近600万个始基卵泡(即原始的性细胞，这些细胞逐渐演化成熟形成卵子)。实际上，大部分的卵泡将退化，在出生时只剩下大约200万个。如果是个男孩，阴囊还是空的，因为睾丸还没有下降。

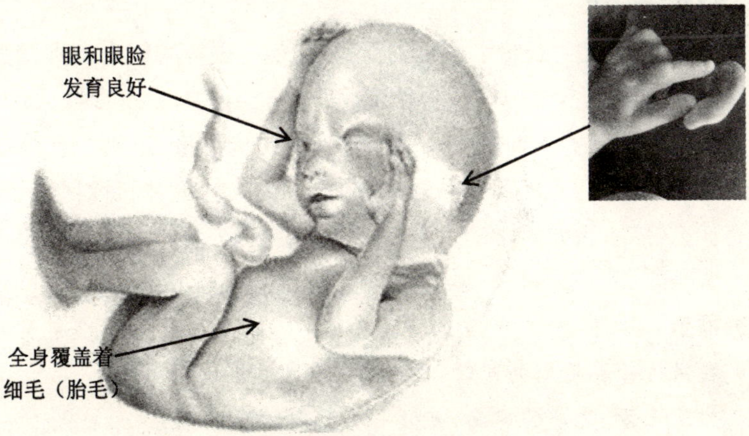

图21-1　怀孕第20周的胎儿

宝宝说

我的胸脯不时地鼓起来、陷下去，这是呼吸的表现，但是在我的口腔里流动的是羊水而不是空气。……我还能吞咽羊水了，而且自己已能够制造尿液，头发也在迅速地生长……

孕妇的变化

恭喜你，以怀孕 40 周的足月产来计算，怀孕的辛苦过程已经度过一半了。

此时，子宫约在肚脐的位置。从怀孕到现在，医生虽然一直都在密切观察你的变化及胎儿的成长，但是在此之前，你的变化及胎儿的生长还不是十分规律，但从 20 周以后，变化及成长的速度会变得很有规律。

这时候的你腹部越来越大，体重急剧增加，接近了典型孕妇的体型。膨大的腹部破坏了整体的平衡，使人易感疲劳，同时伴有腰痛。睡眠中也经常会出现腿部痉挛，在小腿以及膝盖内侧，还容易出现静脉瘤。

你已能明显地感觉到胎动，乳房也更加丰满，挤压时会出现淡淡的初乳。

孕妇的营养

20 周时的胎儿生长趋于平稳，此时你需要将更多的精力放到增强营养上。怀孕早期食欲不振的情况早已经消失，你会在本阶段食欲大增，但应注意尽量多吃些营养均衡的食品。此时应忌饮食过量，过量饮食会增加生产时的困难和痛苦，此外还容易造成高血压、糖尿病等，同时对胎儿的发育也没有什么好处，因此科学的饮食是十分重要的。

温馨提示

在保持营养均衡的同时，要防止身体发胖。

为防止腰、背部的疼痛，可做一些孕期体操。

高龄孕妇更容易患静脉血栓，一定要多运动或做按摩，以防下肢变冷。

下面推荐1周的食谱

星期	早　餐	午　餐	晚　餐
一	红枣红豆粥1碗，鸡蛋1个，水果1份	米饭1份，木耳炒肉片1份，绿叶菜1份，海带汤1碗	面条1碗，韭黄炒鸡蛋1份，绿叶菜1份，牛奶1杯
二	全麦面包1份，鸡蛋1个，牛奶1杯	米饭1份，洋葱牛柳1份，西红柿鸡蛋汤1碗，鲜果汁1杯	米饭1份，炒鱼片1份，蔬菜1份，豆浆1杯
三	蛋糕1份，豆浆1份，水果1份	米饭1份，羊肉1份，绿叶菜1份，水果1份	水饺1份，水煮虾1份，蔬菜1份，牛奶1杯
四	烤面包1份，蒸鸡蛋1份，水果1份	米饭1份，青椒牛肉丝1份，鲫鱼汤1碗，水果1份	米饭1份，冬瓜虾米汤1份，绿叶菜1份，牛奶1杯
五	山楂小米1碗，鸡蛋1个，水果1份	米饭1份，排骨炖蘑菇1份，绿叶菜1份	米饭1份，蔬菜1份，牛奶1杯
六	火腿三明治1份，牛奶1杯，鸡蛋1个，	米饭1份，牡蛎豆腐汤1份，绿叶菜1份，水果1份	面条1份，芹菜炒鱼片1份，肉丝木耳汤1份，鲜果汁1杯
日	全麦面包或寿司1份，皮蛋瘦肉粥1碗，水果1份	米饭1份，红烧肉1份，青椒牛柳1份，水果1份	麦片或杂粮1碗，红烧鸡块1份，绿叶菜1份，牛奶1杯

化验与检查

每4周到医院做一次定期检查。检查事项主要包括：体重、血压、尿液、子宫底、腹围、胎儿心音，必要时可行超声波检查及血糖浓度检测等。

其他须知

胎儿大学或宝宝课堂

在这时候你应当考虑参加一些产前教育学习培训班。通常这些培训班会指导你生产时要注意的事情，教你数胎动，告诉你怀孕时的注意事项等。再有一个20周，你就要和宝宝谋面了，兴奋的同时还会有些紧张，适当地参加些产前教育学习培训班，不仅可以帮助你减轻心理负担，更可以教你一些生产时的小窍门。

“胎儿大学”的课程从妊娠20周开始，每天上两课，每节课5分钟。每次上课前，妈妈用手轻拍胎儿脚踢的部位，告诉胎儿：“好孩子，现在上课了。”胎儿大学的课程有：

运动课：20周的胎儿可以与妈妈玩游戏，当妈妈感到胎儿踢肚子时，就轻轻地拍打被踢的部位，然后等待胎儿再次踢肚子，大约过一两分钟，胎儿会再踢，妈妈再轻轻地拍打几次。如此反复。经过一段时间，妈妈可以改变轻拍的地方，而胎儿也会往发生了变化的地方踢。

音乐课：妈妈把一个玩具乐器或耳机放在腹部，让胎儿听美妙的音乐。

语言课：妈妈用自言自语的方式对腹内胎儿讲话、重复字句。在胎儿28周时，开始把外界的声音介绍给胎儿。妈妈每讲一个字，便用动作在腹部进行表示，如敲、摸、摇、提、划、压等。比如，妈妈一边用指头轻轻敲打腹部，一边告诉胎儿：“好孩子，这是敲。妈妈在轻轻地敲你。”到32周后，开始教那些形容光线、音乐和笑声的字句。最后一个月，开始教生后半年需要接触和理解的字眼，如奶、吻、口、鼻、爱等。

测量子宫底高度

医生常借着量尺来测量子宫底高度，以此推测胎儿的大小。医生度量子宫大小时，需要以耻骨联合作为度量的基准点。耻骨联合是两侧耻骨接合的位置。耻骨联合的位置在尿道口的正上方，即肚脐下方15.2～25.4厘米处，大约是在阴毛际线下方2.5～5厘米的位置。

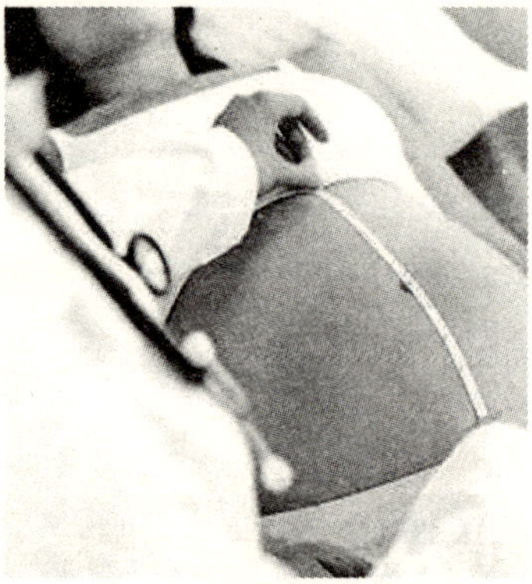

图21-2　子宫底高度的测量

测量子宫底高度所得数据与胎儿出生体重相关，所以测量子宫底高度可以预测胎儿生长发育。从孕20～34周，宫底高度平均每周增加约1厘米，34周后宫底增加转慢，子宫底高度在30厘米以上表示胎儿已成熟。如果还在增长，可能就需要做超声波检查，以进一步评估，看看是不是怀了双胞胎(多胎妊娠)或错估了预产期。如果子宫底高底大小只有15～16厘米，也要做超声波检查，看看是否是预产期估算错误，或有胎儿生长受限及其他问题。

为了持续追踪胎儿大小及发育的情形，最好还是由同一位医生，固定为你检查及度量。这是因为子宫大小关系着胎儿的发育情形，如果子宫的成长出现异常，胎儿的发育就可能出现问题。如果你对自己子宫大小有任何疑问，可以请教医生。

日本学者五十岚等提出计算胎儿发育指数的公式：

胎儿发育指数＝宫底高度（厘米）－（月份＋1）×3

计算结果＜－3，表示胎儿发育不良；－3～3之间，表示胎儿发育正常；＞5可能为双胎，羊水过多或巨大儿。

腹直肌分离

胎儿生长时，腹部的肌肉（腹直肌）也会因伸展、拉长而分开。腹直肌原本附着在肋骨下方，垂直向下延伸到骨盆腔，当超过一定限度后，此时的皮肤弹性纤维就会发生断裂，腹直肌也会有不同程度的分离。腹直肌由中线向两侧分开，称为腹直肌分离。

平躺、抬起头、腹部用力时，最容易察觉到腹直肌分离的情形。这时，分离的腹直肌使得腹部上彷佛有一团鼓出的东西，有时还能摸得到肌肉边缘。这种情形不会疼痛，也不曾造成伤害。在分离的腹直肌中，有时可以摸到子宫，也更容易感觉到胎动。

妊娠3个月时，66％的孕妇身上都会出现这种腹直肌分离现象。此分离不会引起疼痛，个别女性的腹下组织还会向外顶出肚脐。分娩后，腹直肌需要6周时间靠自身弹性慢慢回收，适宜的运动能帮助其恢复。产后你可通过一些简单的运动，尽早渡过这个阶段，同时，也要开始进行一些较为强力的运动，让肌肉恢复原来的形状与力量。

训练方法：

仰躺、屈膝，脚底贴于地面或床上，用力拉你的腹部肌肉，并将头与肩膀抬离地面。同时，伸出一只手，朝脚掌方向平伸，另一只手的手指置于肚脐下方，你可以感觉到两条有力的腹直肌正在用力。

辅助睡眠法

睡个舒舒服服的觉，对你来说越来越困难了。以下几个建议，教你如何获得良好的休息及睡眠>>

- 每天按时起床，按时睡觉，养成良好的起居习惯。记住：晚上 6 点以后不要喝太多水，下午以后不要喝咖啡。

- 按摩。放松按摩对紧张或肌肉疲劳效果明显。如果你找的是专业的按摩治疗师，一定要确保他有为准妈妈服务的经验，并且使用专门设计的桌子和枕头。让你丈夫在家里为你按摩足、手、脖子也是一种睡前放松的好方法。

- 深呼吸。深深地、有节奏地呼吸能够缓解肌肉紧张、使心跳速度减慢、帮助入睡。躺在地毯或床上，双脚分开同肩宽。如果你仰躺不舒服，可以侧躺，在双腿之间夹一个枕头做支撑，闭上嘴，用鼻子缓慢地吸气。随着空气渐渐进入你的横膈膜和肺，你会觉得自己的胃上升了。

- 养成规律的运动习惯。瑜伽和伸展练习还可以让你的身体在孕期保持弹性和灵活性。虽然激烈的睡前锻炼会导致失眠，但坚持白天和睡前做轻柔的伸展运动能让你更容易入睡。

- 睡觉时保持卧房凉爽、空气清新(当然，对温度的舒适感可能因人而异)。

- 如果晚上容易感到胃灼热，睡觉时可上半身垫高一点，并适量摄取少量碳水化合物。

胎儿长大了，妈妈肚子里的器官都到哪里去了？

胎儿为了生长会自己开拓在妈妈肚子里的地盘，所以，妈妈身体内的器官就要自己移动找地方了。例如，肠子移到了上腹部，胃基本还是留在原来的位置，不过体积要比以前小多了。

怀孕笔记

怀孕第21周

胎儿的状况

21 周的胎儿从头顶到臀部长大约 18 厘米，体质量 300～350 克，大小有如一根大香蕉。在这个时候的胎儿体重开始大幅度地增加。胎儿的眉毛和眼睑清晰可见，手指和脚趾也开始分别长出指和趾。各个系统也渐渐发育成熟了。胎儿的消化系统渐渐发育，具备了初级消化功能，小肠开始蠕动，可以吞咽羊水了。

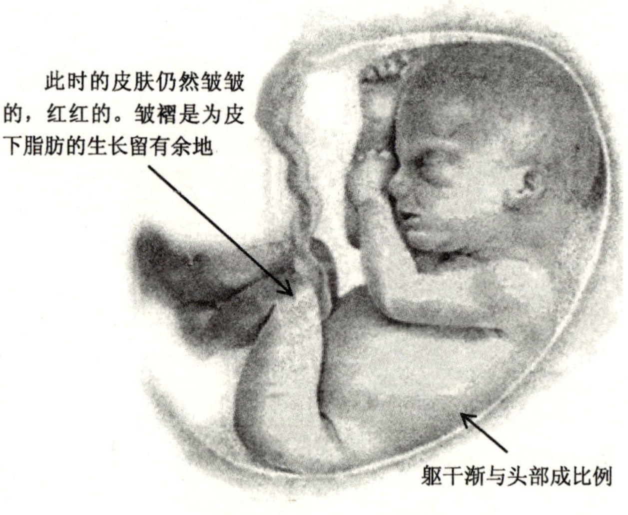

图 22-1　**怀孕第 21 周的胎儿**

宝宝说

瞧，现在我会吮吸手指了。我还需慢慢完善吮吸反应，到我出生时，吮吸动作就会完美无缺了，这可是我吃母乳不可或缺的能力。在肚子里真舒服，我可以听得到妈妈消化道里"咕噜、咕噜"的声音，妈妈"怦、怦"的心跳声，"沙、沙"的血液流动声，妈妈说话的声音，还有外部世界的声音。别让太强的声音靠近我，它会加快我的心跳，引起我身体的紧张。

胎儿的消化系统

胎儿的消化系统功能很简单。从怀孕 11 周开始，小肠就开始蠕动，以收缩及松弛的交互动作，将肠内物质向前推动。小肠也在此时开始发挥功能，将糖分吸收到体内。

到了 21 周，胎儿的消化系统渐渐发育，具备了初级消化功能，可以吞咽羊水。羊水吞下后，胎儿会吸收大部分的水分、氨基酸、葡萄糖及其他可溶性营养物质，再将不能吸收的物质推到大肠末端。

胎儿的吞咽

胎儿在出生前就已有吞咽的行为。借着超声波，可以清楚地观测到胎儿在各个阶段的吞咽动作。胎儿吞咽动作早在妊娠 10 周左右就已经出现，明显的吞咽动作约在16～20周可观测到。吞咽是间断发生的，频率及间歇无一定规律。吞咽时会出现胎儿的吮吸动作，会把手指或手的其他部分放到唇部作吮吸动作，偶尔可观察到胎儿反吐羊水的动作。

为什么胎儿在子宫里就会吞咽了呢？研究人员认为，吞咽羊水的动作，能促进胎儿消化系统的生长及发育，使胎儿一出生，消化系统就已经发育良好。

根据资料显示，足月胎儿 24 小时内约可吞下500 mL的羊水。

借着超声波检查，我们可以清楚看到，胎儿在各个阶段都有吞咽的动作。

胎儿由羊水所获得的热量并不多，但可以得到一些必需的营养素。

孕妇的变化

你可以在肚脐上方约1厘米处摸到子宫。产检时,医生由耻骨联合开始量子宫大小,长度约21厘米。此时,你的体质量约增加了4～6千克。

本周,你的腰围已经完全消失了,朋友、亲戚,甚至不认识的人,都能够一眼就看出来你已经怀孕。

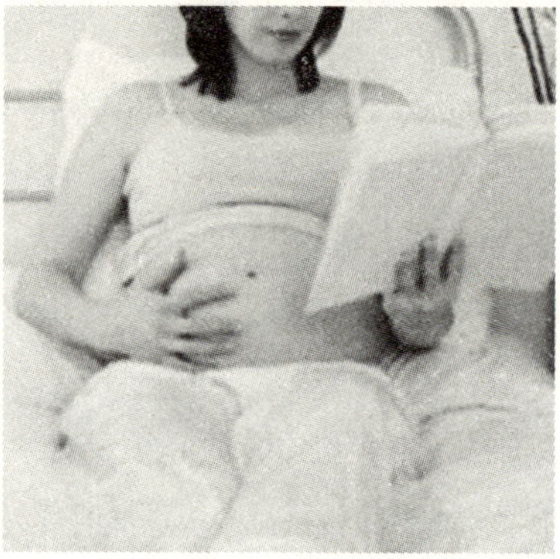

图22-2　完全失去了腰围的孕妇

21周的胎儿听力已达到一定的水平,它已经能够听到你的声音了。怎么样,开始和胎儿讲话吧!如果你愿意的话,选择一些好听的故事讲给胎儿听,也许将来这些故事会是胎儿出生后最喜欢的呢!小小文学家不但要从小培养,而且要从腹中开始呦!

作为孕妇的你现在应当彻底摆脱了怀孕初期的身体不适,这时你会发现自己特别地能吃,而且很多以前不喜欢的食品现在反倒成了你最喜欢的东西。好好利用这段时间,加强营养,增强体质,为将来分娩和产后哺乳做准备,但你要注意选择有营养价值的物质。此外,还可以适当地参加一些孕妇学习班或自己购买些相关的书籍来补充产后喂养及照顾宝宝的知识。

除了子宫,你体内的其他部位也在改变。你的腿和脚可能都有些浮肿,傍晚或晚上会更严重。如果必须长久站立,你会发现,只要一坐下或躺下,腿部的肿胀很快就会消失。

孕妇的营养

有的孕妇会对某种食物有莫名的渴望,这种现象也常被解读为怀孕的征兆。如果你渴望的食物很有营养价值也很健康,就可以有节制而放心地吃。对于没有任何好处的食物,就尽量少吃了。如果想吃的食物是高脂、高糖食物,那就要小心了,请浅尝即止。最好选择新鲜的水果或乳酪,不要沉溺于没有营养价值的食物。

孕妇为何会出现对某种食物异常渴望的现象,原因并不清楚,可能是激素或情绪的变化所致。但也可能出现对食物极度厌恶的感觉,某些平时很喜欢吃的食物，怀孕后却会让你反胃，这种现象也很普遍，也是因为激素改变所造成。激素影响了某些孕妇的肠胃道，也影响她们对食物的反应。

孕妇渴望的食物

研究显示，有三种食物最容易让孕妇产生渴望的感觉：

- 33%渴望吃巧克力。
- 20%渴望吃甜食。
- 19%渴望吃柑橘类的水果和果汁。

如果想要在饮食中增加钙质，以脱脂牛奶代替清水煮饭或煮麦片，都是不错的方法。

其他须知

胎粪

怀孕20周胎儿肠道中便存有胎粪，是新生儿最早的肠道分泌产物，形态黏稠，通俗的说法是胎儿吞下的羊水，通过消化系统后所剩下无法消化的东西。胎粪多半呈现墨绿色或浅棕色，愈靠近预产期胎粪量愈多。

胎粪应该在出生后才排出，但若缺氧、太过成熟、脐带受到挤压的反应等，有可能就会提早排出。大约百分之二十的羊水会有胎粪污染，这些胎粪若在生产时被吸进去就会导致新生儿肺部受损，无法呼吸造成缺氧，甚至死亡。

过去的医学界对于胎粪吸入现象多习以为常，认为这是胎儿出生时才会发生的现象，并认为只要胎儿刚产下、未发出哭声之前将其咽喉及口鼻腔内的羊水及胎粪、分泌物等抽吸干净，必要时深入新生儿气管把其内的胎粪抽吸干净即可有效预防胎粪吸入。但到了20多年前即有部分研究指出，有些胎儿在母亲的子宫或产道内已经吸入了胎粪，由此可知相当部分的“胎粪吸入症候群”是很难事先防范的。

“胎粪吸入症候群”指胎儿出生时，新生儿吸入染有胎粪的羊水，其因气管内吸入胎粪而引起气管和肺泡堵塞及其他合并症(如呼吸道阻塞、呼吸窘迫、肺高压、气胸、肺气肿、肺泡扩张不全等)，但因为怀孕34周前的羊水中较少出现胎粪，因此“胎粪吸入症候群”多发生在足月甚至过期妊娠的新生儿。

下肢静脉曲张

大多数孕妇或多或少都曾出现静脉曲张。静脉曲张是指静脉血管充满血液，这种情形最初多出现在腿部，但也常常出现在会阴处。静脉曲张有遗传倾向，怀孕或年长时，以及长久站立之后，都会对静脉造成压力，使得病情更加地恶化。

怀孕时，随着孕程的进展，子宫让血流及压力改变，使静脉曲张病情会逐渐恶化，这让孕妇更不舒服，也会更疼痛。孕妇的体重逐渐增加，静脉曲张也会越来越严重(特别是必须长久站立的孕妇)。

静脉曲张引起的症状各不相同。有些孕妇只会在腿上出现青紫或深色的点状，不会感觉不舒服，或仅仅晚上感觉腿部有点肿胀。有的孕妇则会有严重的静脉凸起，晚上一定要抬高下肢，才能减轻不适。

下一次怀孕时，静脉的肿胀或许会消失，但已形成静脉曲张的部位并不会恢复。如果要彻底去除静脉曲张的痕迹，可利用激光进行治疗或从静脉注射药剂及采用外科切除手术(静脉剥离术)等。怀孕期间不能进行静脉剥离术，必须等到宝宝生下之后，才可以考虑施行。

妊娠期血栓栓塞症

在妊娠期间血栓形成的危险性很大，因为妊娠期血液处于高凝状态；静脉血容量增加，下肢末端静脉压升高，造成血流缓慢。据报道，深静脉血栓形成和肺血栓栓塞症占妊娠相关死亡原因的40%。妊娠期妇女发生血栓的危险性比同龄女性高5倍。孕产期静脉血栓栓塞症发生率为(0.55～1.2)/1 000次分娩。

下肢表层静脉栓塞与深静脉栓塞不同，前者不太严重。因为当血栓发生在皮肤表层的静脉时，很容易被发现。治疗的方法包括服用镇痛解热的止痛药(一定要在医生指导下)，抬高患肢、用弹性绷带包扎患肢、穿上弹性袜、热敷等。如果情况还不能改善，血栓可能向深静脉蔓延发展为深静脉栓塞。

深静脉栓塞其症状视血栓的部位及恶化程度而定。深静脉栓塞发生得很快，且常伴有剧烈地疼痛，大腿及小腿部位也会出现肿胀。据报道，无任何症状、体征的孕妇，46%有不同程度的下肢深静脉血栓形成，诊断多采用下肢末端多普勒超声，产后用增强 CT 进行扫描是诊断髂部、卵巢和其他盆腔静脉栓塞的有效方法。一般说来，大型医疗单位都可以进行这种检查，但不是每家医院都能提供这项服务。

治疗深静脉栓塞时，通常要住院，并使用肝素抗凝剂来治疗。肝素不能通过胎盘，这种治疗方法很安全，也不会影响胎儿。当孕妇长时间接受肝素治疗时，必须额外补充钙质。

妊娠期血栓栓塞症，最危险的状况就是引起肺栓塞，即下肢的血栓碎片剥落后，随着血液运行到肺脏，造成肺脏血管栓塞。怀孕时，发生这种疾病的机率非常小，约为 1‰～7‰，这是一种非常严重的妊娠并发症。

静脉曲张的预防

以下几种方法，可以帮你减轻下肢肿胀，预防静脉曲张

- 穿上医疗用的弹性长筒袜，可以请医生推荐。
- 穿着衣物时，不要束缚住膝部或脚踝部的血流。
- 少站，不要久坐不动或经常盘腿而坐，尽可能侧躺或抬高下肢，以协助静脉血液回流。
- 最好穿平底鞋，也不要时常步行走远路。
- 避免用过冷或过热的水洗澡，与体温相同的水最为适宜。
- 有反复性血栓家族史，应检查抗凝血酶Ⅲ、蛋白 C、蛋白 S 等。
- 多饮水、多吃蔬菜和水果。
- 避免过度劳累，每天保证充足的睡眠，至少在 8 小时以上。
- 均衡合理饮食，不要让体重过于增长。
- 孕前及产后都应积极运动。如坚持散步或做适量家务。

怀孕 5 个多月时查出尿糖阳性，对宝宝有什么影响？该怎么办？

妊娠期由于体内激素的变化，尤其在妊娠中晚期胎盘分泌的各种抗胰岛素激素于 24～28 周时快速上升，32～34 周达到高峰，此时胰岛素抵抗作用最强。对胰岛素敏感性降低，使糖代谢发生了明显的变化，

血糖易升高。此外，怀孕期间肾小球滤出的糖量比肾小管吸收的糖多，糖容易从肾脏漏出。由于上述这诸多的因素，就使妇女在怀孕期间出现了尿糖阳性现象。孕妇出现尿糖阳性并非一定是得了糖尿病，而是妇女在孕期的生理和新陈代谢的反映。当然，如果患妊娠期糖尿病，尿糖也会呈阳性。尿糖阳性还是应进一步排除糖尿病。

怀孕笔记

怀孕第22周

胎儿的状况

22 周的胎儿，从头顶到臀部的长度约 19 厘米，体质量 350～400 克。胎儿的眼皮及眉毛已经发育完成，手指甲也长出来了，并覆盖在指尖上。

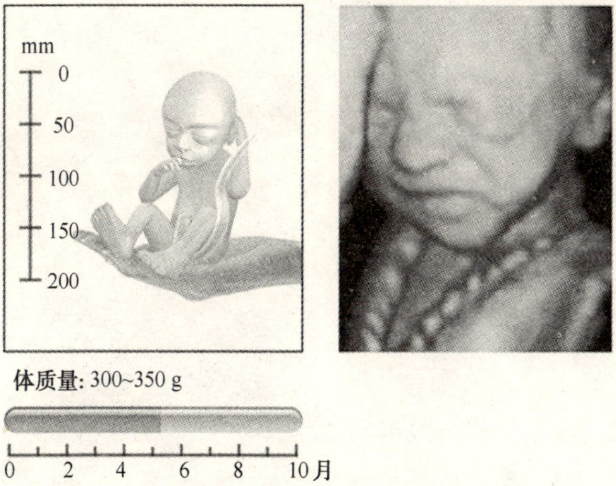

图 23-1　怀孕第 22 周的胎儿

这个时候，胎儿体重开始大幅度增加，看上去已经很像小宝宝的样子了。胎儿由于体重依然偏小的缘故，这时候的皮肤依然是皱皱的、红红的。当然这皱褶也是为皮下脂肪的生长留有余地。22 周的胎儿身上覆盖着一层白色滑腻的胎脂，看上去滑滑的。胎脂可避免皮肤在羊水长期的浸泡下受到损害。很多胎儿在出生时候身上还都会带有这样的胎脂。此外，胎儿的牙齿在这时也开始发育了，主要是恒牙的牙胚在发育。

孕妇的变化

22 周时候的孕妇身体越来越重，大约以每周增加 250 克的速度在迅速增长。子宫在肚脐上方约 2 厘米的位置，如果从耻骨联合算起约为 22 厘米。这个时期，可能是整个怀孕期最舒适的日子，因为腹部的隆起还不算太大，不会造成太大不便，你还能弯下腰，也还可以坐得舒舒服服的，走路还不会太费力，害喜的日子也已经熬过去了。

孕妇的营养

怀孕时，有些常见的毛病，在多喝水后会有所改善。

怀孕时需要补充很多水分，水分足够才能帮助身体有效利用营养素、促进新的细胞发育、维持体内足够的血液容积量，以及维持适当的体温。如果怀孕时能喝比平常更多的水，怀孕过程可能会觉得更舒适。

怀孕时，你对热量的需求增加，对水分的需求同样也增加，至少要喝 6～8 大杯的水才够。你不需要一次喝下大量的水，常喝水就可以了。不过，傍晚以后最好减少水分的摄取，以免夜里频频起来上厕所。

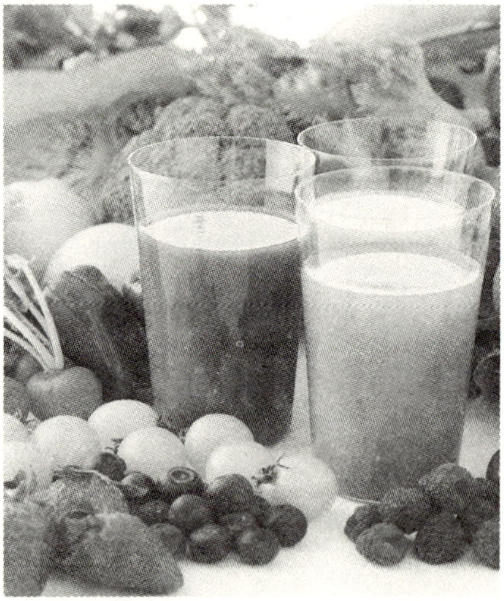

图 23-2　蔬菜汁和果汁中含有大量的水分

有些孕妇会问，是否可以用其他饮料来补充水分。当然可以，但开水是最好的选择。除了水以外，你也可以喝牛奶、蔬菜汁、果汁或花草茶。此外，还可以吃蔬菜、水果、乳制品、肉类和谷类制品等，这些食物里也含有不少水分。茶、咖啡及可乐则尽量少喝，因为这些饮料可能含有钠及咖啡因，会有利尿的作用，让你反而需补充更多水分。

有些妇女怀孕时，会出现头痛、排尿不适及膀胱感染等问题，大量喝水后，这些情形都有所改善。

你可以通过观察尿液，检测水分摄取是否足够。如果尿液呈淡黄色且清澈，表示水分足够；如果呈深黄色，表示水分摄取不足。不要等到口渴才喝水，因为这时体内的水分至少已损失了1%。

其他须知

肝脏的发育

胎儿的器官及系统，随着其功能开始分化，例如肝脏。胎儿肝脏的功能与成人不太一样。以在人体功能上扮演重要角色的酶（一种化学物质）为例，成人时期，酶由肝脏来制造，在胚胎体内虽然也有这些酶，含量却非常少，远低于宝宝出生以后。

肝脏另一个重要的功能，是破坏及处理胆红素。人体内红细胞是不断被破坏、不断再生成的，它要保持一个动态平衡，使红细胞数量保持相对稳定。红细胞破坏后，会分解产生胆红素。胎儿在宫内低氧环境下，血液中的红细胞生成过多，但这类红细胞多不成熟，生命周期非常短暂，因此，所产生的胆红素量就比成人多得多。

胎儿的肝脏对处理胆红素及将胆红素从血液中移除的能力十分有限，通常都是将胆红素透过胎盘传递给母体，由母体代为排除。如果早产，胎儿肝脏的发育还不成熟，更无法自行排除血液中的胆红素。

新生儿体内如果含过多胆红素，就会发生黄疸，皮肤及眼睛呈现黄褐色。这时通常以光照疗法治疗新生儿黄疸，即利用光线穿透皮肤，破坏胆红素。

在由母体代为处理胆红素转变为胎儿自行处理的过程中，常会因新生儿的肝脏能力无法赶上进度而出现问题，特别是早产儿。因为早产儿的肝脏发育更不成熟，使胆红素代谢受限制严重，黄疸情形也会更严重，并在很长一段时间出现黄疸现象。

胎儿纤维结合素

有些妇女会因为怀孕而感觉不舒服，如下腹部疼痛、背痛、骨盆腔压力增加、子宫收缩(包括疼痛收缩及无感收缩)、痉挛及阴道分泌物改变等，这些症状很难与早产造成的症状有明显区别。直到现在，也没有可靠的方法能够明确指出，某一位孕妇会不会早产或是不是即将早产，不过，现在有一种检验可以协助医生判断。

胎儿纤维结合素是一种存在于羊膜囊及胚膜的蛋白质，怀孕 22 周以后，胎儿纤维结合素通常就会消失，直到怀孕 38 周左右才又出现。

怀孕 22 周以后，如果在孕妇子宫颈及阴道分泌物中，发现胎儿纤维结合素，就表示有早产迹象。如果没有，早产的机率相对很低，未来 2 周内也不太可能会分娩。

这项检查与子宫颈抹片检查类似，用一根棉花棒采集阴道上方子宫颈后的黏液，将棉花棒送回实验室检查，24 小时内就可以知道结果。

小心缺铁性贫血

有时候，即使补充铁剂，有些孕妇还是会患缺铁性贫血。有下列情况的孕妇，容易出现缺铁性贫血：

- 无法服用铁剂或无法补充含铁维生素。
- 怀孕期间出血。
- 多胎妊娠。
- 曾做过胃或小肠的手术(容易造成铁质的吸收量不足)。
- 服用制酸剂，影响铁质吸收。
- 饮食习惯不良。

当你觉得身体不适时

(1) 感冒。准妈妈们是最害怕感冒的人群之一，感冒病毒在孕早期会对胚胎造成伤害，若再伴有高热，其危害更是令人担忧。因此，就是小小的普通感冒或流行性感冒，医生也希望能够了解你哪里不舒服。如果需要进一步的评估及检查，医生也可以适时建议及安排。平时要注意适时增减衣服，少到商场、剧院等公共场合去。同时要多喝水，多排尿，身体新陈代谢所产生的废物就可以及时排出体外，使身体经常处于一种“干净”的状态，有助于抵抗病毒的侵袭，减少感冒的机会。

怀孕时，体内的血液容积量会大量增加，因此，需要补充大量水分。当小便颜色像水一样清淡时，所补充的水分大致就足够了。

(2) 腹痛腹胀。生理性的腹痛、腹胀无需担心，而病理性的，则不可忽视。

妊娠期间，随着子宫逐渐变大，周围内脏器官所受压迫也变大。从而使孕妇感到腹胀或有轻微的疼痛。子宫的生长使肠道、膀胱受到挤压时，下腹部会出现微痛，身体习惯后，疼痛会逐渐缓和。

妊娠中期，由于子宫周围的肌肉和韧带变紧，腹部会隐隐作痛，有时会感到如痉挛一般难受（圆韧带牵引痛）。进入妊娠后期，腹部一时变得紧绷、膨胀，但不是难以忍受的疼痛，静卧一会儿，就可减轻疼痛，消除不适感。

以上所述大多属于妊娠带来的生理性症状，无需担心，需要注意的是发生病理性疼痛的情况。

妊娠中期以后，如出现腹痛或出血症状，请立即接受诊断。若发生周期性疼痛，则有早产的可能。如果腹部突然产生剧痛且伴有出血时，可能是胎盘早期剥离，需及早治疗。

此外，子宫肌瘤、卵巢囊肿、胃肠炎、阑尾炎等与妊娠无直接关系的疾病，也会引起疼痛。强烈的疼痛、膨胀感持续不停，且有出血、低热等症状时，请立即到医院接受检查。对高龄孕妇来说，由于流产、早产的危险性特别高，所以一定要预防妊娠中毒症，注意不要摔倒碰撞，以免使腹部受到强烈的冲击。

如果你感到有异常反应，最好马上入院检查，以便进行适当地治疗。

(3) 有哪些事是能在家自己做的呢？当然有！如果腹泻或有病毒感染的现象，你可以增加液体的摄取量。多喝水、果汁及流质的饮料（如清鸡汤），或吃清淡的流质食物等，都会让你觉得比较舒服。

几天饮食不正常，对你及胎儿不会有大碍，但你还是需要摄取大量水分。固态饮食可能会造成消化不良，也容易使腹泻更严重，而乳制品也会让腹泻恶化。

如果腹泻超过 24 小时还未改善，最好去看医生，并请医生开孕妇能服用的止泻药。

不要乱吃未经医生许可的成药。病毒感染所引起的腹泻，通常短时间内就会恢复，不会持续太久。不过，最好还是请假在家卧床休息，直到病情好转。

跌倒后需注意的征兆

跌倒后，如果出现下列征兆，就要特别注意，因为这可能表示问题有点严重：

- 阴道出血。
- 阴道涌出大量液体，可能是羊膜破裂，羊水涌出。
- 腹部剧烈疼痛。

因为跌倒或外伤所导致的胎盘早期剥离，是最严重的后遗症。胎盘早期剥离指还不足月的胎盘从子宫壁剥离开来。跌倒还可能造成其他的严重伤害，包括骨折和其他让你无法自由活动的伤害等。

怀孕笔记

怀孕第23周

胎儿的状况

23周的胎儿从头顶到臀部的长度约20厘米，体质量450克左右，大小有如一个小洋娃娃，身体越来越圆润，但是皮肤仍然是皱巴巴的。在这个时候的胎儿听力基本形成，他(她)已经能够辨认你说话的声音，胎儿肺中的血管已形成，呼吸系统正在快速建立。胎儿在这时候还会不断地吞咽，但还不能排便，直到出生后胎儿才会自己独立完成这件事情。这个阶段，胎儿身体上的胎毛渐渐变黑，脸及身体外观与将来出生的时候更像了。

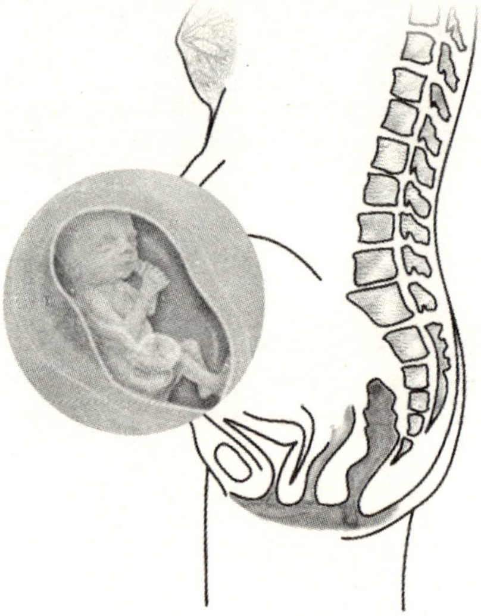

图24-1 怀孕第23周的胎儿

孕妇的变化

孕妇此时的身体越来越重，大约以每周增加250克的速度在迅速增长。子宫已经扩展到脐上约3.8厘米的位置(耻骨联合上方约23厘米)。腹部的变化虽缓慢进行，但此时你的外观已经很圆润了，体质量也应该增加了5～7千克。由于子宫日益增高压迫肺，你上楼时会感到吃力，呼吸相对困难。因此在这时候你要注意开始穿宽松的衣服和鞋。在本周你去医院的时候可以发现胎儿的胎动次数增加，胎儿的心跳十分有力，好好享受这一时刻吧！

孕妇的营养

怀孕时，要特别注意钠的摄取，摄取过多，会使你体内的水分贮留过多，造成水肿及肿胀。钠及盐分含量高的食物，最好尽量避免，如加盐的坚果、薯片、腌渍食品、罐装食品及过度加工的食品。

为了避免在怀孕时吃下过多的钠，吃东西前要详读食物上的标签，通常标签上会标示出所含的营养成分及每份食物的钠含量。但也有些食物里含有不少钠，却没有特别标示出来，你要特别小心这一类食物，尤其是快餐。

其他须知

胰腺的发育

胎儿的胰腺也在此时开始发育。胰腺在激素的制造上，占有重要地位，特别是胰岛素。胰岛素是人体分解及利用糖类时最重要的激素。

当胚胎暴露在高血糖环境时，胰脏就会被血液中高含量的胰岛素所刺激而开始有反应，分泌出胰岛素。据医学报导，曾在怀孕第 9 周的胚胎胰脏中发现胰岛素。等到怀孕 12 周时，胎儿血液中就已经出现胰岛素了。

糖尿病妈妈产下的宝宝，血液中胰岛素的含量都偏高，因此，医生会特别注意你是否有糖尿病。

情绪变化

你会不会觉得自己的情绪起伏很大？脾气不好？动不动就哭？你是否以为这种容易失控的情况会永远持续下去？

其实不必担心，孕妇都会出现这种现象。专家们认为，这是因为怀孕期间，激素变化所导致。

> 对准爸爸说：
>
> 你有没有出现一些怀孕的症状呢？根据研究显示，约 50% 以上的准爸爸在配偶怀孕时，也会出现怀孕症状。法国的 Couvade 研究团队曾详细描写出男性出现的症状，包括恶心、体重增加及对某种食物的异常渴望等。

情绪欠佳时，有时很难处理或治疗。如果你觉得家人会被你突如其来的情绪所影响，不妨解释给他们听，这种情形对孕妇来说是很常见的，希望他们能够谅解及体谅。然后，尽量放松心情，不要沮丧，因为孕妇本来就比较多愁善感。

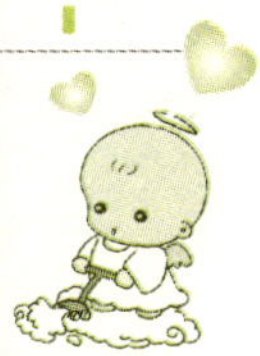

妊娠糖尿病

有些女性只有在怀孕期间才会出现糖尿病，称为妊娠糖尿病。约有10%的孕妇会患这种糖尿病，孕期结束，糖尿病的症状就会消失并恢复正常。但出现妊娠糖尿病的女性再怀孕时，几乎有 90%会再度出现妊娠糖尿病。

一般认为，造成妊娠期糖尿病的原因有下列两种

- 怀孕时母体所制造的胰岛素太少；
- 母体无法有效利用胰岛素。

这两种情况，都会导致血糖值过高。如果发生妊娠糖尿病却未加治疗，对你及胎儿都会造成非常严重的伤害。持续暴露在高浓度的血糖环境中，对你们的健康都会产生不良的影响。你可能会出现羊水过多的情况，羊水过多会使子宫过度膨胀，因而可能造成早产。

妊娠糖尿病的孕妇，也可能会因为胎儿过大使产程过长。有时候，胎儿过大以致无法通过产道，这时就需要剖宫产了。

如果你的血糖值过高，怀孕时就可能经常发生各种感染。最常引起感染的地方，包括肾脏、膀胱、子宫颈及子宫等处。

妊娠糖尿病的治疗包括规律的运动及增加液体的摄取量等，饮食的规划也相当重要。医生可能建议你采取少量多餐的饮食计划，一天吃六次，总热量介于 2 000～2 500 卡之间。医生也会将你介绍给专业营养师来辅导你的饮食。

吃东西前，一定要仔细阅读标签，并多收集资讯，了解食物内各种营养成分及含量。如钠的摄取量，一天最好不要超过 5～6 克，才不会造成水分滞留体内。

尿液中出现糖分

肾脏的主要功能之一是调节体内的糖含量。如果糖的含量过高，肾脏就会将多余的糖分由尿液中排出，称为糖尿(亦称尿糖)。常见以下几种情况：

- 妊娠糖尿病(包括妊娠合并糖尿病、妊娠期糖尿病、糖耐量受损)。除尿糖阳性外，可结合病史、临床表现、糖筛查及糖耐量试验确诊。
- 肾糖降低引起的肾性糖尿。妊娠4个月以后，孕妇肾小管对葡萄糖再吸收的能力降低使肾糖降低而出现糖尿，这时出现的尿糖不必惊慌，血糖值一般在正常范围。
- 妊娠后期，乳腺功能活跃可引起乳糖尿。
- 摄取大量碳水化合物后可引起饮食性糖尿。

对准爸爸妈妈说：

23周时的胎儿在这时候更加喜欢听抒情幽雅的古典音乐。有研究者通过实验证实，放些节奏快声音响的音乐，发现胎儿对这种音乐的反应很剧烈，胎动增加幅度加大；当音乐换成轻柔舒缓时，胎儿会安静下来。可见胎儿对音乐和声音的敏感程度。

后三种都属于生理性糖尿，通过化验可以鉴别，不必特殊处理。

怀孕笔记

怀孕第24周

胎儿的状况

24 周的胎儿从头顶到臀部的长度约 21 厘米，身长大约 25 厘米多，体质量 550 多克。胎儿这时候在妈妈的子宫中占据了相当大的空间，开始充满了整个宫腔。这时候的胎儿身体比例开始匀称，皮肤薄而且有很多的小皱纹，浑身覆盖了细小的绒毛。由于大脑功能趋于完善，胎儿已能自己转换方向，并开始控制身体的各项功能。眼睑分成上、下两部分，眼睛已能睁开，眼球开始转动，并能通过大脑感知光感，鼻腔已畅通。

孕妇的变化

24 周时候的孕妇身体越来越沉重，而且会发现自己脸上和腹部的妊娠斑更加明显并且增大。有时孕妇还会感觉眼睛发干、畏光，这些都是正常现象，不必担心。子宫现在约在肚脐上 3.8～5.1 厘米的位置，从耻骨联合量起，约有 24 厘米。由于腹部急速变大，妊娠纹开始出现。同时，因受激素的影响，髋关节松弛，有时会臀部颤抖，步履艰难。子宫越来越大，压迫下半身的静脉，容易引起静脉曲张。而且腰痛、关节痛、足跟扎痛、尿频、便秘、痔疮等症状会依然持续。

孕妇的营养

妊娠期饮食应该讲究平衡膳食，如何维持工作时的饮食健康，对你是一个考验。对待工作餐及在外饮食时要“挑三拣四”，尽可能选择健康或低脂的食物，避免吃到那些对孕期不利的食物。

● 慎吃油炸食物及多卤汁、甜腻的甜点。工作餐中的油炸类食物，在制作过程中使用的食用油难免不是已经用过若干次的回锅油。而且，在这类餐厅进食，很难控制所摄取的热量。

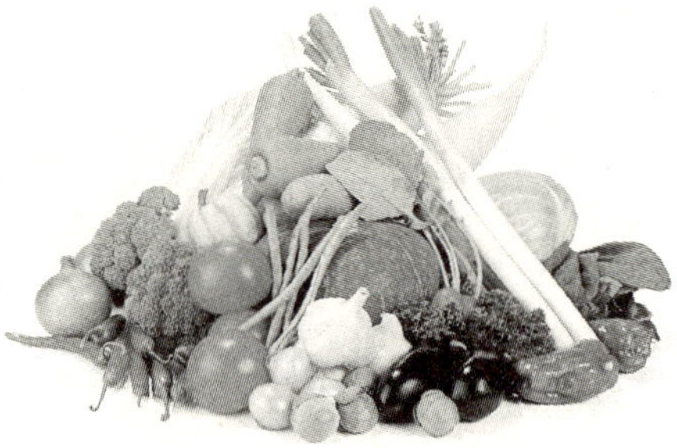

图 25-1

● 拒绝以特殊香料或配方为号召的餐厅及味重的食物。最适合你的食物就是家里常吃的食物，鱼、新鲜的蔬菜和沙拉等，应少吃太咸的食物，以防止体内水钠滞留，引起血压上升。

● 饭前吃个水果。为了弥补吃新鲜蔬菜不足，在午饭前 30 分钟吃个水果，以补充维生素缺乏。外出时，你也可以自己准备一些食物，像不需要冷藏的水果和蔬菜等。

● 挑选饮料。在外就餐别忘了慎重选择饮料。健康饮料包括矿泉水和纯果汁，而含咖啡因或乙醇的饮料则对妊娠不利。

事实上，在外就餐并没有禁忌，只是不要勉强自己吃不喜欢或不适合的食物。

化验与检查

每 4 周做一次健康检查。检查事项主要包括：体重、血压、尿检、子宫底、腹围测量及胎儿心音监测。

妊娠 24～28 周时，对年龄大于 30 岁、肥胖、有糖尿病家族史、具有多饮、多食、多尿者以及早孕期空腹尿糖反复阳性等糖尿病高危人群，在首次孕期检查要进行血糖筛查，以便及早诊断出孕前漏诊的糖尿病患者。

50 克的葡萄糖筛检＞160 mg/dl，需及时做 100 克葡萄糖耐量试验(OGTT)，测出空腹、餐后 1 小时、2 小时及 3 小时的血糖值，若发现其中至少有两项高于标准值时(空腹 105 mg/dl；餐后 1 小时，190 mg/dl；餐后 2 小时，165 mg/dl；餐后 3 小时，145 mg/dl)，则诊断为妊娠糖尿病。

其他须知

澳抗阳性是乙型肝炎吗?

“澳抗”是一种俗称,医学上称乙肝病毒“表面抗原”,其阳性说明已经感染了乙肝病毒。“澳抗”指标是反映是否已感染乙肝病毒的重要指标,“澳抗”阳性只说明人体受到乙肝病毒的感染,是否是肝炎患者,还要具体依据肝功能各项指标的情况进行判断

- 如果感染乙肝病毒数量少,特别是成年人,可能不发病,但又不能把病毒完全清除掉,所以病毒就长期存在,医学上称为“无症状乙肝病毒携带者”。这部分人不能叫做乙型肝炎患者。某些人随抗病力增强,身体会产生乙肝病毒表面抗体,逐渐清除病毒,病情会趋向痊愈。
- 如果感染乙肝病毒数量多、毒力强,肝脏受损严重,就发展为急性乙型肝炎。
- 如人体的抗病能力(医学上称为免疫功能)低下,肝脏不断受到病毒的侵害,就会慢慢转成慢性乙型肝炎,并有急性发作的可能。有无传染性仍要看乙肝病毒5项中其他各项的具体情况而定。

“澳抗”阴性的人,应及早注射乙肝疫苗。乙肝疫苗要分三次注射,最好等三针注射完,体内产生足够的抗体不会被乙肝病毒感染时再结婚及生育。

什么是“大三阳”、“小三阳”

乙肝病毒指标“两对半”的排列顺序是这样的:

乙肝病毒表面抗原(HBsAg) ①

乙肝病毒表面抗体(抗-HBs) ②

乙肝病毒e抗原(HBeAg) ③

乙肝病毒e抗体(抗-HBe) ④

乙肝病毒核心抗体(抗-HBc) ⑤

如果其中①、③、⑤三项同时阳性(阳性在化验单上用“+”表示),俗称“大三阳”。

如果其中①、④、⑤三项同时阳性,俗称“小三阳”。

“两对半”各项阳性和阴性的意义详见表 25-1：

表 25-1 “两对半”各项阳性和阴性的临床意义

表面抗原（HBsAg）	表面抗体（抗-HBs）	e抗原（HBeAg）	e抗体（抗-HBe）	核心抗体（抗-HBc）	临床意义
＋	－	＋	－	＋	有传染性（“大三阳”）
＋	－	－	＋	＋	可能有传染性（“小三阳”）
＋	－	－	－	＋	可能有传染性
－	＋	－	－	＋	既往有感染，现有好转
－	＋	－	－	－	既往有感染，已获得免疫或注射乙肝疫苗成功

通常，被告知为“大三阳”或“小三阳”，但没有其他的肝功能变化和症状时，仍被认为是乙肝病毒携带者，不是肝炎患者。

“大三阳”表明身体被乙肝病毒侵入造成感染，并且还在体内繁殖，病毒越来越多，这种人虽然还不是乙肝患者，但具有高度的传染性。

而在急性乙肝病毒感染的过程中，一旦出现“小三阳”，意味着近期可能痊愈。

在感染过程中，化验由“大三阳”转成“小三阳”，表明乙肝病毒在体内的繁殖减少和停止，传染减低或消失，向恢复正常发展。但也可能向不好的方面发展，出现肝功能改变，病情反复、进展快，可能发展成肝硬化或转成重型肝炎。

对于乙肝病毒感染者，要注意以下几点

- “大三阳”的慢性乙型肝炎患者（“大三阳”同时肝功能异常），最好暂不生育。积极治疗，待有所转机、传染性减小时再怀孕。

- 如果长期仅仅是“大三阳”，而肝功能正常，又特别想要孩子时，要选好怀孕时机。在孕期及婴儿出生后，常规做免疫抗体（高效价免疫球蛋白）

和乙肝疫苗注射，以最大可能预防婴儿被感染。

● 夫妻双方，如果一方化验已经有传染性或可能有传染性时，对方有抗体或也已感染病毒，则不需注射疫苗；如果没有抗体，应注射疫苗进行保护。

乙肝病毒携带者能生育吗

绝大多数的女性乙肝病毒携带者是可以怀孕的，不必过于担忧。是否能够怀孕要取决于其自身肝脏的功能，如肝脏能承受整个孕期与分娩期的负担就可以妊娠。

医学专家研究证实，体内携带乙肝病毒的女性怀孕后，血液通过胎盘使胎儿居住的子宫发生病毒感染甚至到胎儿体内（肝脏），其感染率大约在10％以内。单向乙肝病毒表面抗原阳性，其感染率较低，肝功能检查正常半年以上，身体感觉良好，就可以怀孕。如果化验体内的乙肝病毒没有繁殖就更好了。怀孕以后一定要到正规医院在专科医生指导监护下度过孕期和分娩。孩子出生后按规定注射乙肝疫苗。

● 如果孕妇为单纯乙肝病毒避免抗原阳性，用乙型肝炎疫苗就可取得较满意的效果。方法是婴儿出生 24 小时内注射一针乙肝疫苗，以后 1 个月、6 个月再各注射一针。但乙肝疫苗的注射药量比正常孕妇所生婴儿的量要大。

● 如果孕妇是乙肝病毒表面抗原和乙肝病毒 e 抗原同为阳性（或乙型肝炎“大三阳”），在孕晚期（即孕 7、8、9 个月时）分别给孕妇注射一针乙型肝炎高效价免疫球蛋白，婴儿出生后 6 小时内和出生 1 个月各注射一针高效价免疫球蛋白，然后在出生 2、3、6 个月各注射一针乙肝疫苗。以上对婴儿保护的成功率在 90％以上。

乙肝病毒携带者妊娠禁忌症包括：肝炎已发展为肝硬化，伴有明显血小板减少、凝血功能障碍者，脾功能亢进患者，慢性乙肝合并有肝外病变者。以上几种情况，不应该怀孕，应积极进行治疗。

乙肝病毒携带者孕前应做哪些检查

怀孕前应去医院做详细检查，评估自己的肝脏情况。

（1）检查乙肝病毒脱氧核糖核酸（HBV-DNA）。乙肝病毒 DNA 检查结果有两种类型，一种结果是定性，报告病毒为阴性或者阳性。另一种是定量，大部分的医院是以十的三次方以上为阳性。研究已证实病毒量越大，传播风险越高。如果结果在正常范围，可以怀孕或继续妊娠。但结果异常，则需进行抗病毒、免疫调节以及护肝等治疗。必要时中止妊娠。

(2) 检查肝功能、肝胆脾超声波。肝功正常，肝胆脾超声波检查正常，可以怀孕。否则需待肝功能恢复正常半年后，通过超声波检查排除其他一些的相关疾病，才可以怀孕。

怀孕笔记

怀孕第25周

胎儿的状况

25 周的胎儿头顶到臀部的长约 22 厘米，身长大约 32 厘米，体质量约 750 克。身长和体重在最近一段时期内都在稳步增加。胎儿已经基本发育成型了，身体的比例变得匀称，但前述是胎儿成长的平均值，你应该知道，每个胎儿或每次怀孕，都有其个体差异。

胎儿这时候在妈妈的子宫中占据了相当大的空间，开始充满了整个宫腔。这时候胎儿的皮肤很薄，并且仍有很多的小皱纹，几乎没有皮下脂肪，全身覆盖着一层细细的绒毛。25 周的胎儿舌头上的味蕾继续在形成。

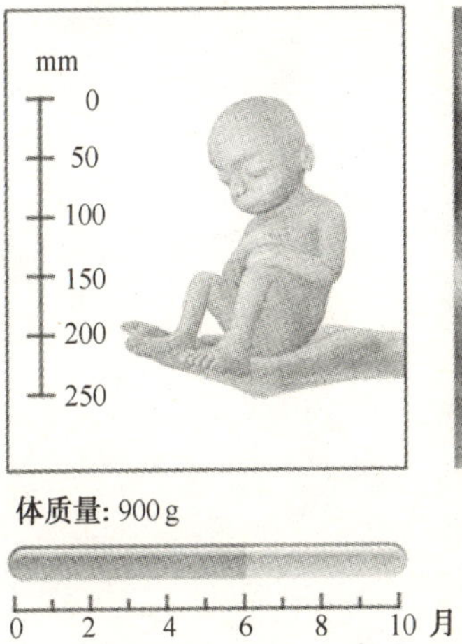

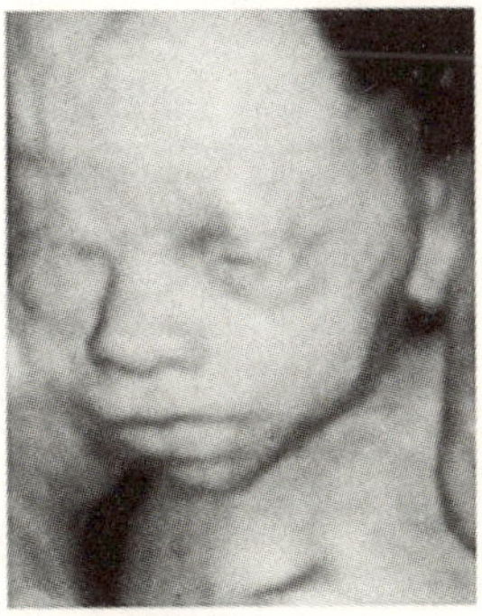

图 26-1　怀孕第 25 周的胎儿

孕妇的变化

你的子宫又变大了不少，不仅下腹部，连上腹部也大了起来，子宫大小约等于一个足球。由耻骨联合量到子宫底的长度约25厘米。如果你在怀孕第20或21周时曾产检，你会发现子宫可能又长大了4厘米。在这个阶段，随着胎儿的不断增大，孕妇的身体越来越沉重，手脚也会出现酸痛。增大的子宫压迫盆腔静脉，使下肢静脉曲张更加严重，因此便秘和长痔疮的人也增多了。除此之外孕妇的眼睛还会出现发干和遇光流泪的情况，这些是怀孕中身体正常的反应，不必过于担心。

这个时期心理和生理都很稳定，没什么需要特别注意的事情，因此是学习的最好机会。你可以利用这个时期好好学习一些关于临产时的知识。当宝宝出生后你也抽不出时间看书学习了，趁现在掌握一些育儿(特别是断奶)的知识，到时候就方便多了。

孕妇的营养

本周是胎儿大脑发育的又一个高峰期，以前是大脑神经细胞数量的增多，现在和以后将是神经细胞体积增大、神经细胞之间的联接增多的时期，因而在这个时期，你更要补充大量的动物和植物蛋白及维生素以提供营养，满足胎儿的需要。可以多吃些健脑的食品如核桃、芝麻、花生等，这些食品中含有丰富的微量元素和维生素以及必需氨基酸等物质，这对胎儿的大脑发育是有好处的。

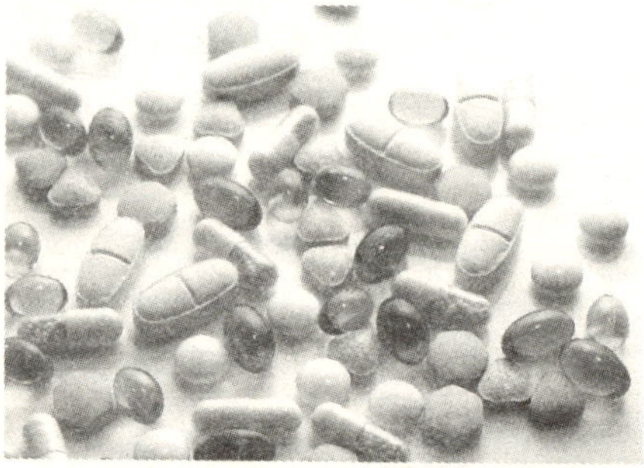

图 26-2　孕妇专用的维生素片

孕妇对维生素及矿物质的需求量会增加，如果你能由食物中获取足够的量是最好的事，但许多孕妇没有办法做到这点。因此，医生会开孕妇专用的维生素片，协助你满足这些营养素的需求。

有些妇女怀孕时，一定要额外补充一些营养素，如青少年怀孕(因为这些年幼的妈妈，自己本身都还在发育)、体重过轻的孕妇、怀孕前营养极差的孕妇。抽烟及酗酒、本身患有慢性病、服用某些特定药物及无法消化牛奶、小麦及其他基本食物的孕妇，也都要吃孕妇专用维生素。吃素的孕妇有时也要额外补充维生素及矿物质。

医生会详细说明这些状况，如果医生认为你需要补充额外的营养素，他也会提供建议。但未经医生同意的任何营养补充剂，千万不要随意服用！

任何营养补充剂、维生素，如果没有经过医师同意，千万不要任意服用。

其他须知

妊娠高血压

妊娠高血压是妊娠常见的并发症，常发生在妊娠20周后或产褥早期。

当孕妇血压≥140/90毫米汞柱，尿蛋白(－)～(＋)；为妊娠期首次出现，并于产后12周恢复正常即为妊娠高血压。患者可伴有上腹不适或血小板减少。例如，某位女士怀孕初期的血压是100/80毫米汞柱，后来变成130/90毫米汞柱，表示她可能患了妊娠高血压或子痫前期。

医生会参考每次产检时所测得的血压值，来判断血压是否过高，会不会造成危险。

子痫前期

子痫前期主要表现为高血压、水肿、蛋白尿，重症时可危及母婴生命，或导致远期后遗症，长期影响孕妇健康。子痫前期分为轻度和重度两种。

(1) 轻度。血压≥140/90毫米汞柱，蛋白尿≥300 mg/24小时或(＋)，可伴有上腹不适、头痛等症状。

(2) 重度。血压≥160/110毫米汞柱，尿蛋白≥2.0 g/24小时或(＋＋)；血肌酐＞106 μmol/L；血小板＜100×10^9/L；微血管病性溶血(血LDH升高)；血清ALT或AST升高；患者持续性头痛或其他脑神经或视觉障碍；持续性上腹不适。若子痫前期未得到控制，或孕妇抽搐不能用其他原因解释，则子痫前期发展为子痫。

大多数孕妇都会有些水肿，不过，并不是下肢水肿，就表示患了子痫前期，还必须合并有其他子痫前期的症状才能诊断。此外，怀孕时也可能会出现高血压，但也不表示就是患了子痫前期。

子痫前期的预测

在孕中期，有两种测血压方法可以用来预测发生子痫前期的可能性。

(1) 测定平均动脉压。计算脉压的方法为：

脉压＝收缩压－舒张压，平均动脉压＝舒张压＋1/3 脉压

例如，孕妇血压为100/60毫米汞柱，脉压为40毫米汞柱，平均动脉压为：60＋1/3×40＝73(毫米汞柱)。当平均动脉压等于或大于85毫米汞柱时，子痫前期的发病率就会增加。

(2) 反转试验。孕妇侧卧，每5分钟测量一次血压，直到血压稳定；然后突然改为仰卧位，如舒张压随之上升15毫米汞柱以上，则子痫前期的发生率将会增加。

子痫前期的治疗

治疗子痫前期的首要目标，就是避免发生抽搐，即要对怀孕过程做严密地监控，每次产检时也要详细检查血压及量体重。

体重增加是罹患子痫前期或病情恶化的征兆。子痫前期会使体内水钠滞留，因此造成体重的变化。如果你发现自己出现了这些症状，必须立刻去医院做详细的检查。

子痫前期的治疗始于卧床休息，你最好停止所有的工作且尽量少站立。卧床休息能让肾脏功能发挥最大的功效，也能使血流大量进入子宫。

对准妈妈准爸爸说：
25周时候的胎儿大脑的发育已经进入了一个高峰期，这时候大脑细胞迅速增殖分化，体积增大，孕妇在此时可以多吃些健脑的食品如核桃、芝麻、花生等。

最好侧卧，不要平躺。多喝水、少吃盐咸的及含有钠的食物，这些都会使水分在体内滞留。过去曾使用利尿剂来治疗子痫前期，但现在已不再使用。如果你不能在家卧床休息或症状没有改善，医生可能会安排你住院，甚至会考虑提前分娩。如果顾虑到下列因素，胎儿可能必须提前分娩。

分娩时，可以用硫酸镁来治疗。医生通常会在产妇分娩时及产后，以静脉注射给药，避免产妇发生抽搐。高血压症状则以抗高血压剂治疗。

如果你发生抽搐，必须立刻到医院治疗。不过，诊断可能并不容易。因此，最好能有人将抽搐的经过详细向医生描述，这对病情的诊断及治疗有很大的帮助。

怀孕笔记

怀孕第26周

胎儿的状况

26 周的胎儿从头顶到臀部的长度约 23 厘米，体质量约 900 克，看起来像个小老头儿。胎儿的皮下脂肪已经开始出现，但这时候的胎儿依然很瘦，全身覆盖细细的绒毛。胎儿开始有了呼吸，但依然不是呼吸真正的空气，原因主要是因为胎儿的肺部还没有发育全。此外，胎儿在这时候已经可以睁开眼睛了，如果这时候你用手电筒照射你的腹部，胎儿会自动把头转向光亮的地方，这说明胎儿视觉神经功能已经开始在起作用了。胎儿这时出生虽能有浅表的呼吸和哭泣，但仍很难存活。

孕妇的变化

子宫的高度，大约已经到了肚脐上 6 厘米的位置，若由耻骨联合量起，约为 26 厘米。从怀孕后半期开始，子宫每周会增加约 1 厘米。如果饮食都能遵照营养师的建议，你的体质量应该已经增加 7～10 千克了。

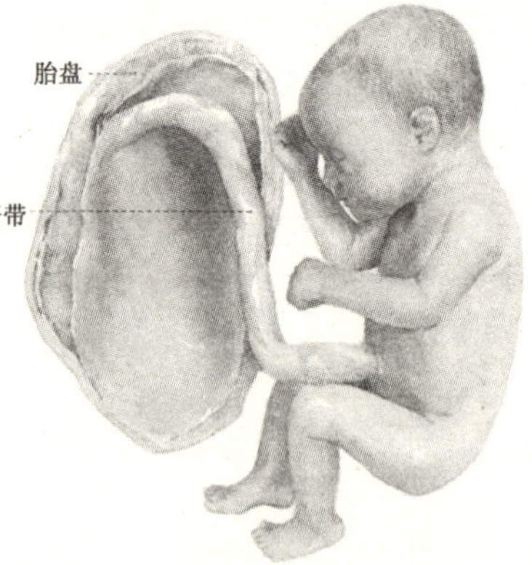

图 27-1 怀孕第 26 周的胎儿

伴随着胎儿成长的同时，你也会渐渐增胖，此时，背痛、骨盆腔感觉有压力、腿部抽筋及头痛等不适，更会经常出现。

除此之外，孕妇还会在这个阶段睡眠不好、感觉心神不宁，这主要是潜意识中对临近生产的畏惧心理造成的。适当地参加些为准妈妈生产而准备的课程，希望你能从课程中得到些好的建议和保持良好心态的方法。

胎盘在胎儿的生长、发育及生存各方面，都扮演着极为重要的角色。从图 27-1 可以清楚看到，胎儿借由脐带与母体的胎盘紧密相连。

孕妇的营养

现在已经是中期妊娠的最后两周了。你可能会发现，食物似乎越来越没有味道。而胎儿也越来越大，使得容纳食物的空间被压缩得更小，加上偶尔消化不良或溢胃酸，想遵守饮食计划就更不容易了。

不过，不要气馁，一定要继续维持良好的饮食习惯及营养摄取，注意自己吃的食物，小心筛选，确保胎儿出生前有足够的营养。

每天最好都能吃一份深绿色蔬菜、一份富含维生素 C 和 A 的食物或果汁，如青辣椒富含维生素 C，据测定，每 500 克青辣椒含维生素 C525 毫克，比西红柿高 9 倍，比大白菜高 3 倍，比茄子高 35 倍，比白萝卜高 2 倍。它还富含蛋白质、脂肪、糖、矿物质等。青辣椒还含有一种叫辣椒素的物质，能够刺激唾液及胃液分泌，使胃肠蠕动加快，增进食欲及有助消化。但要注意有些品种的青辣椒比较辣，孕妇不能过多食用，以免造成胃肠不适。甘薯、胡萝卜、哈密瓜等黄色食物，都是维生素 A 的最佳来源，而且喝足够的水。

营养均衡的饮食计划（一份＝100 克）

谷类食物。每天 6～8 份；1 片面包，1/2 个小圆面包，1 个包子，1/2 杯面条或米饭、热麦片，4 片饼干，3/4 杯煮熟的麦片。

水果。每天 2～4 份；1/4 杯水果干，1/2 杯新鲜水果，3/4 杯果汁。

蔬菜。每天 3～5 份；1/2 杯煮熟的蔬菜，1 杯叶菜类的蔬菜沙拉，3/4 杯果汁。

蛋白质来源。每天 2～3 份；50～90 克煮熟的禽肉、猪肉或鱼肉，1 杯煮熟的豆子，1/4 杯种子类或坚果类食物，1/2 杯豆腐，2 个蛋。

乳制品。每天 2 份；1 杯牛奶，1.5 杯酸奶或冰淇淋。

脂肪、油类及甜食。这类食物最好加以限制，尽量改挑选其他较营养且健康的食物。

化验与检查

脐血流监测：妊娠第 26 周开始，使用彩色 B 超或多普勒仪可进行胎儿血供情况的监测。这是一种无创性检查，通过胎儿脐动脉血流速度的收缩末期峰值(S)/舒张末期峰值(D)的比值(S/D)了解胎儿是否有宫内缺氧问题，脐血流阻力异常升高，常与胎盘功能、脐带中动静脉管径大小、血流速度、阻力高低有关。妊娠 36 周以后 S/D<3.0 为正常值，据资料统计每小于 1 孕周，此值可增加 0.1。

其他须知

胎儿先天性心脏病

病因还不甚明确，但是以下几点是比较肯定的

(1) 病毒的作用。在胚胎发育早期，尤其是妊娠 1 个月内，是胎儿心脏发育的关键时候，如果妈妈感冒或感染了病毒，有可能会影响胎儿的心脏发育。

(2) 药物的作用。在胚胎发育早期，妈妈服用了某些药物，也会影响胎儿的心脏发育。

(3) 基因的作用。如法洛氏四联综合症患者约 24.4%存在 22 号染体长臂的 11 区基因微缺失。

预防

预防先天性心脏病的一个重要的措施是在妊娠早期注意保温，少到公共场所避免感冒。通常这些相对闭封、人流量大的地方空气质量都比较差。

在胎儿心脏发育接近完善时，可以通过彩色 B 超监测胎儿心脏。但是对超声波仪器及技术水平要求比较高，且与先天性心脏病的种类及严重程度有关。

家庭装修造成的空气污染对心脏发育的影响程度不确切。在装修后感觉到的一些特殊气味及对机体的刺激，如对角膜的刺激使你流泪、眼睛发涩，对呼吸道的刺激使你感到喉咙发痒、干咳等，这都是有害气体造成的，这些有害的气体可能会影响到你腹中胎儿的发育。

胎儿的生长及发育可能存在心脏问题

怀孕期间，当你倾听胎儿的心跳声时，可能会发现有时会突然少跳一下，这会让你吓一大跳。这种不规则的心跳，叫做心脏节律不齐，也就是在规律的心跳中，会突然漏掉一次或少跳一次。事实上，胎儿的心跳偶尔会出现节律不齐的现象，这种情形很常见。

造成胎儿心脏节律不齐的原因有很多。在心脏的生长及发育过程中，偶尔也会出现节律不齐的现象，等到心脏发育成熟后，这种现象就会消失。不过，孕妇如果患全身性红斑狼疮，胎儿就可能出现心脏节律不齐。

如果在生产或分娩前，就发现胎儿有心脏节律不齐的现象，分娩时就必须全程配带胎心监视器，监控胎儿的健康状况。

如果分娩时才发现胎儿有心脏节律不齐的现象，可能就需要小儿专科医生在旁协助及观察。胎儿出生时，如果有任何异常，小儿科医生就能立刻处理。

羊膜囊及羊水

约在受孕后的第 20 天，羊膜囊就已经开始发育，好让胚胎能在其中的羊水中孕育。羊水还有以下重要的功能

- 羊水能提供胚胎一个自由活动的环境，不致受到挤压。
- 防止胎体畸形及胎肢粘连。
- 羊水能提供胎儿稳定的居住温度。
- 适量羊水避免子宫肌壁或胎儿对脐带直接压迫所致的胎儿窘迫。
- 有利于胎儿体液平衡。
- 临产后，前羊水囊扩张子宫颈口及阴道。
- 破膜后羊水冲洗阴道减少感染机会。
- 借由分析羊水，可了解胎儿的健康状况及成熟度。

羊水增加的速度很快，妊娠 8 周时约有 5～10 mL，妊娠 10 周时约有 30 mL，妊娠 20 周时约有 400 mL，妊娠 38 周时约有 1 000 mL，此后羊水量逐渐减少。妊娠足月时羊水量约有 800 mL。羊水的成分，会随着孕期期间不同而有所变化。在怀孕前半期，羊水成分与母体不含血球的血浆类似，但含较少量的蛋白质。随着孕程的进展，胎儿尿液渐渐变成羊水的最主要

成分。此外，羊水里还含有陈旧的胚胎血球细胞、胎脂、胎儿脱落上皮细胞、毳毛、少量白细胞、白蛋白、尿酸盐等等。

羊水非常重要，它提供了胎儿活动的空间，让他能够自由成长。当羊水量超过 2 000 mL 时称为羊水过多；羊水量少于 300 mL 时就是羊水过少。这些都是异常情况，需要接受医生的治疗。

胎盘

胎盘最初是由滋养层细胞所组成，滋养层细胞由母体血管壁延伸而来，建立起与母体连结的网络，但两者的血液不相流通。

对准爸爸妈妈说：
为了保持身体的平衡，应避免穿高跟鞋。一定要养成良好的生活习惯，保持愉快的心情。另外，还可置备一些育儿、生产及产后的必需品。

本书对胎儿体重有持续地追踪。除了胎儿，胎盘重量也在迅速增加中。怀孕 10 周时，胎盘仅有约 20 克。10 周后(怀孕 20 周)，胎盘的质量就增加到约 170 克。再过 10 周，胎盘的重量就会增加到约 430 克。胎儿足月时，正常的胎盘看起来是扁扁的，呈圆形或椭圆形，有如一块直径 15～20 厘米、厚 2～3 厘米的蛋糕，平均质量在 500～650 克之间。

绒毛在怀孕期间也占有相当重要的地位。绒毛周边呈现蜂窝状，里面则围绕着来自母体的微细血管。这些绒毛吸取母体血流中的养分及氧气，再经由脐带中的脐静脉，将养分及氧气运送给发育中的胎儿。反之，废物则由胎儿脐带内的脐动脉运送到绒毛间隙，再由母体的血流运送出去。胎儿经由这种间接交通的方式，来排除体内所产生的废物。

此外，胎盘还会制造人绒毛膜促性腺激素(HCG)及雌、孕激素。受孕 10 天后，就能在妈妈血液中检测出这些激素，早孕检测项目之一即是抽血检验 HCG 值。

胎盘多半呈红色或暗红色。接近预产期时，胎盘上偶尔会出现白色斑块，这是钙质沉淀的缘故。

多胎妊娠时，胎盘可能不只一个，但也可能多条脐带共用一个胎盘。同卵双生时，有两个羊膜囊、两条脐带，却只有一个胎盘。

胎儿已经不小了，她(他)是否能感觉到超声波？

当胎儿被“窥探”的时候，她(他)一定能感觉到——她(他)能感觉到超声波探头放在妈妈肚皮上的轻微压力。尽管肚子上的皮肤、羊水起到一定的阻隔作用，但是超声波震动的声音到达胎儿的耳朵里时能接近 100 分贝，相当于地铁列车进站的声音。

对胎儿来说，超声波检查总会造成一定的危害的。因此，专家建议只在五次重要的检查中使用超声波：第 9～12 周的检查、第19～22 周的检查和第 29～32 周的检查、第 36 周的检查、第 40 周左右的检查。如果出现其他异常情况，则有必要听从医生的建议。

怀孕笔记

怀孕第27周

胎儿的状况

27周的胎儿头顶到臀部的长约24厘米，身长大约34厘米，体质量约950克。胎儿这时候眼睛已经能睁开和闭合了，同时有了睡眠周期。胎儿有时也会将自己的大拇指放到嘴里吸吮。

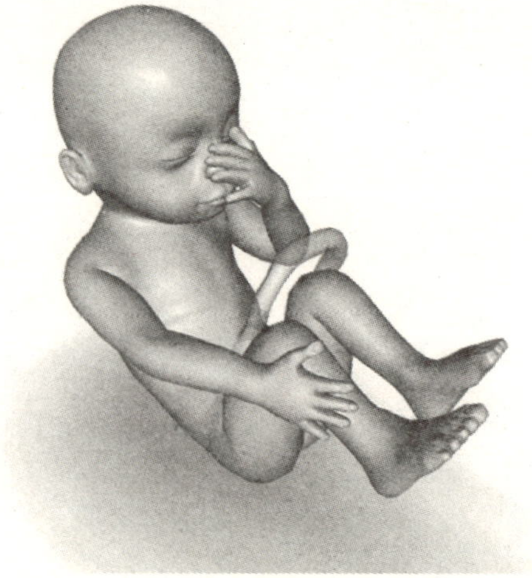

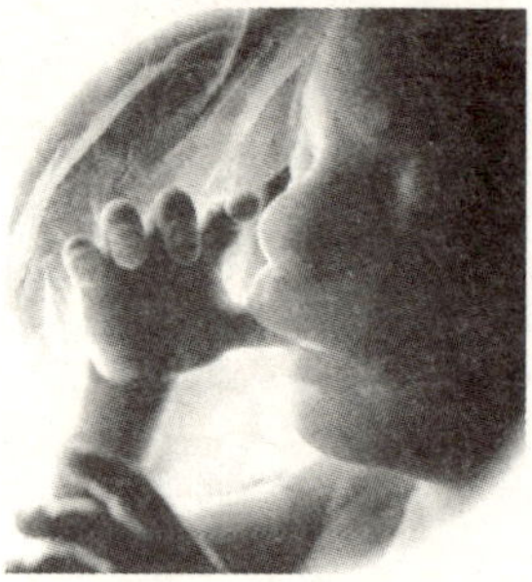

图28-1　怀孕第27周的胎儿

很多专家认为27周的胎儿开始会做梦了，但是还没有人能够说出胎儿到底做的是什么梦，但有一点是肯定的，那就是胎儿大脑活动在27周时是非常活跃的。大脑皮层表面开始出现特有的沟回，脑组织快速地增长。

除此而外，胎儿在这时已经长出了头发。

孕妇的变化

在这个阶段，孕妇的子宫约在肚脐以上约 7 厘米的位置，如果从耻骨联合量到子宫底部，大约是 27 厘米。子宫接近了肋缘，因此你有时候会感觉气短，这是正常的现象，不必担心。距离孕晚期越来越近了，适当地看些关于分娩的录像和参加分娩课程可以帮助你减轻生产前的精神负担。

孕妇常会问医生，什么时候应该会有胎动？什么样的情形该注意？是动得太多或太少？这个问题很难回答，因为每个孕妇情况不同，胎儿的活动量各异，不能一概而论。

> 宝宝踢你肚子时，你可以拉着伴侣的手摸摸看，让他也一起感觉这美好的时刻。

有些孕妇会在胎动时，感觉肋骨下方及下腹部疼痛。这种疼痛会时常发生，它所造成的不舒服，可能会让你担心。胎儿胎动次数会渐渐增加，强度也会增强，并集中到某一点，有时甚至天天都能感觉到胎动。你的子宫也日渐增大，并对周边器官造成压迫，如对小肠、膀胱及直肠造成压力。上述各种原因，都会造成肋骨下方疼痛。

如果痛得非常厉害，就不可以掉以轻心，必须找医生检查。不过，多数都不会有太大的问题。

孕妇的营养

怀孕时，维生素 A、B、E 都非常重要。下面将详述这几种维生素，并说明它们对孕妇到底有哪些帮助。

维生素 A

这种维生素在人类的繁殖及复制上非常重要。育龄妇女的维生素 A 建议摄取量(RDA)是 2 700 国际单位(U)，最大剂量不可超过 5 000 U，怀孕后，这个剂量也是足够的。食物中通常就可以得到足够的维生素 A，因此并不建议孕妇额外补充(本文只讨论由鱼油中所提炼的维生素 A，至于由植物萃取出的 β-胡萝卜素，一般都认为比较安全)。

维生素 B

维生素 B 群包括 B6、B9(叶酸)及 B12，这些维生素会影响胎儿的神经发育及血细胞的生成。如果怀孕时所摄取的 B12 不够，可能就会造成贫血。维生素 B 群的最佳食物来源包括牛奶、蛋、黄豆、香蕉、马铃薯、糙米。

维生素 D

维生素 D(钙化醇)是儿童、孕妇、乳母、老人不可缺少的一种重要维生素。成人缺乏维生素 D 会患骨软化病；儿童缺乏时，则会发生软骨病。但维生素 D 在自然界中存在不广泛，而维生素 D 原(维生素 D3)则在许多食物中存在，最丰富的是在鱼的肝脏中。

其他须知

眼睛的发育

在胚胎开始发育约第 22 天(约是怀孕第 5 周)，宝宝的眼睛就开始形成了。眼睛起初只是大脑两侧上的两条浅沟而已，继续发育变成袋状的眼泡囊。眼中的水晶体则是由外胚层发育而来。在胚胎发育之初，眼睛原本约位于头两侧，等到怀孕第 7～10 周时，双眼就渐渐移到脸的中央。

怀孕第 8 周时，供给眼球血液的血管也已经成型。第 9 周时，两个眼球对外的圆形开口——瞳孔，也开始形成了。怀孕第 8～9 周时，连结大脑到眼球的神经传导(视神经)也发育完成。眼皮在怀孕第 11～12 周时，仍与眼球紧密融合，要等到第 27～28 周时才会分开。

位于眼球后方的视网膜，对光线极敏感，能将影像聚焦。在怀孕 27 周左右，视网膜会发育成几层层叶。这些层叶能接受光线，并将它聚焦成型，再传送到大脑内显像，我们才能看见东西。

先天性白内障是遗传性疾病，但孕妇在怀孕 6、7 周时感染风疹病毒，新生儿也容易出现先天性白内障。母亲在胎儿眼睛发育时期，感染巨细胞病毒或弓形虫病新生儿则容易出现小眼畸形。

电脑辐射会不会伤害胎儿

许多孕妇都会担心在电脑屏幕前工作的安全性，不过，直到最近还没有报告指出，在电脑终端机前工作会伤害腹中的胎儿。电脑辐射虽然客观存在，但它和电磁污染是两个概念，只有超过一定强度，才会对人体产生负面效应。目前，我国的电磁辐射安全卫生标准限值是低于 40 微瓦/平方厘米，只要是正规厂家出产的电脑，都要经过相关检测，一般不会存在辐射问题。

如果你经常坐在电脑屏幕前工作或打字，用电脑时间久了，会出现头晕、恶心等症状，最好每隔 15 分钟就起身走走，让肢体活动一下，双脚更应该保持良好的血液循环。

产前妈妈课堂

产前检查时，你应该与医生进行了多次沟通，从中你会了解分娩的过程。你也会从相关书籍或医院发的小册子里得到一些知识。此外，现在越来越多的医院或社区成立了产前妈妈课堂，多半是由产科医生或产房护理人员来指导。在各种课程当中，内容及主题的深入程度也各不相同。除了能让你充分了解分娩过程外，也能让你有充裕的时间做好准备。使你在没有惋惜、没有后悔、没有走弯路的情况下，完成人生分娩大事。

产前妈妈教室

到底该什么时候报名参加产前妈妈教室呢？虽然才怀孕 6、7 个月，报名产前妈妈教室其实也不算太早。事实上，早点报名早上课，上完了课还可以有充裕时间复习，才不会到接近分娩了还在上课，反而会手忙脚乱。

在产前妈妈课堂，你可以与其他夫妇一起上课，交换意见及讨论。你会发现，不是只有你害怕分娩及产痛，事实上，每个孕妇都有同样的问题，你并不孤单。这些课程能降低你及配偶对分娩及生产的担心及焦虑，也能协助你顺利及愉快地产下小宝宝，享受分娩的喜悦。

产前妈妈课堂课程通常每周一次，全部课程次数为 4～6 次。你可以从课程中得到许多解答。课程的内容很广泛，包括

- 什么情况必须去医院？
- 抵达医院时，要做哪些事？
- 需不需要做会阴切开术？

- 需不需要导乐(即进入产程后,由助产护士全程陪伴分娩)服务?
- 什么情况需要装置胎儿监视器?
- 是否适合做无痛分娩麻醉?

这些问题都非常重要,如果没有得到解答,最好还是向医生问清楚。

怀孕笔记

怀孕第28周

本周开始进入晚期妊娠。要注意的事情很多呦！

胎儿的状况

28 周的胎儿头顶到臀部长约 25 厘米，体质量约 1 100 克，身体全长约 35 厘米。本周，胎儿发育中的大脑，表面显得更平滑。怀孕 28 周左右，大脑会在表面形成一些独特的沟槽及纹路，大脑组织的容量也会继续增加。

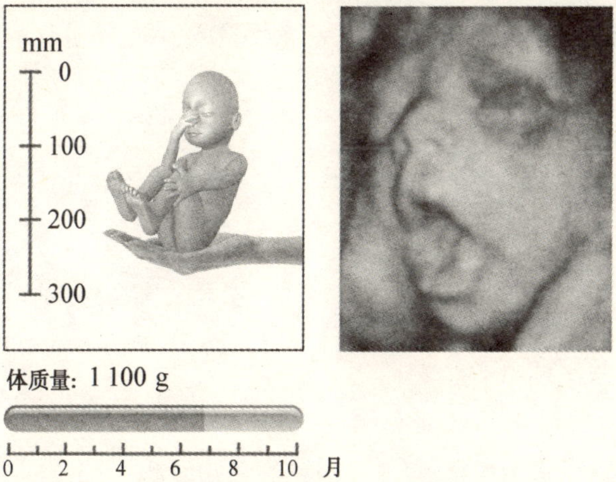

图 29-1　怀孕第 28 周的胎儿

胎儿的眼睫毛跟眉毛开始形成，头发渐渐长长，躯体日渐丰满，看起来圆滚滚的，这是因为胎儿的皮下脂肪渐渐积聚的缘故。在此之前，胎儿看起来还是瘦瘦的。

胎儿骨骼发育基本完成，肌肉更加发达。胎动也因此更加频繁，有时会用力踢妈妈的腹部。听觉已近于完善，对妈妈体外的巨大声响能通过手足的活动来回应。对妈妈的情绪变化日趋敏感，当妈妈受到惊吓时，胎儿也会发出强烈反应。

孕妇的变化

子宫此时大约是在脐上8厘米的位置。如果从耻骨联合量到子宫底部，约是28厘米。你的体质量也应该增加8～11千克了。

急剧膨大的子宫向上挤压内脏，使人感到胸口憋闷、呼吸困难。向后压迫下腔静脉出现腿部浮肿现象。若有时间，请认真记录下每一次有规律的胎动。每次胎动，胎儿都会在妈妈的肚子中闹得翻天覆地，有时侯胎儿还会让自己翻一个身。你的腹部看上去凹凸不平，很有意思吧！越是临近分娩，你就会越来越感到活动不便，身体不适。适当地参加些分娩课程，多了解些相关的内容，你会踏实些，心情会舒畅些。

孕妇的营养

如果你患有妊娠期糖尿病，你一定会担心饮食与营养的问题，其实营养需求与正常孕妇相同，只不过必须更注意热量的摄取、营养素的分配比例及餐次的分配。此外，应避免甜食及高油食物的摄取，并增加膳食纤维。

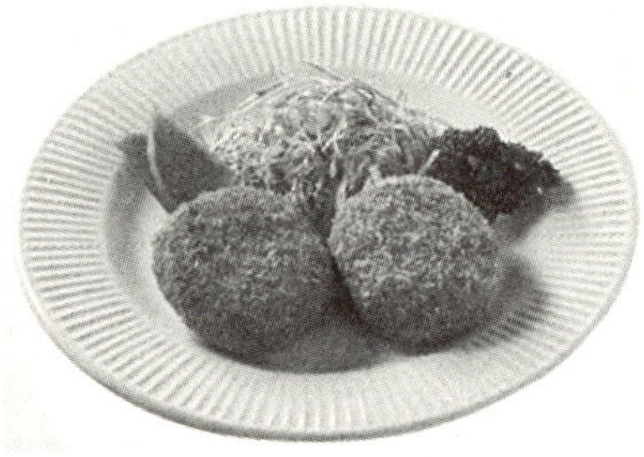

图29-2　高纤维主食

妊娠初期不需要特别增加热量，中、后期必须依照孕前所需的热量，再增加300卡/天。由于体重减轻可能会使母体内的酮体增加对胎儿造成不良影响，故孕期中不宜减重。

为维持血糖值平稳及避免酮血症的发生，建议少量多餐，将每天应摄取的食物分成5～6餐。特别要避免晚餐与隔天早餐的时间相距过长，所以睡前要补充点心。

你是不是以为不吃淀粉类食物可控制血糖或体重，而完全可以不吃饭，这是误区。实际上应尽量选择纤维含量较高的主食，如以糙米或五谷饭取代白米饭、选用全谷类面包或馒头等。妊娠期糖尿病孕妇早晨的血糖值较高，因此早餐淀粉类食物的含量必须较少。避免加有蔗糖、砂糖、果糖、葡萄糖、冰糖、蜂蜜、麦芽糖的含糖饮料及甜食。下面列出妊娠糖尿病患者可以吃的食品，可供参考。

可以多吃的食物	每天食用的份数(100 克)
深绿色或深黄色蔬菜	3～4
富含维生素 C 的水果及蔬菜(番茄、猕猴桃、黄瓜类)	2
全麦面包及谷类食物	4～5
牛奶等乳制品	4
蛋白质来源(肉类、禽肉、蛋、鱼)	2
豆类及坚果类食物	1

化验与检查

每 3～4 周做一次健康检查。检查事项主要包括：体重、血压、尿液、子宫底、腹围、胎心音。在怀孕第 28 周时，医生可能会重复做一些检查，也可能会再验血，如筛查糖尿病的葡萄糖耐量试验。

其他须知

妊娠中、晚期的异常反应

在早孕期我们已经讨论过妊娠早孕反应，这一章继续谈谈其他的妊娠异常反应。

(1) 腹痛、膨胀感。妊娠期间，随着子宫逐渐变大，周围内脏器官所受压迫也变大，从而使孕妇感到腹胀或有轻微的疼痛。子宫的生长使肠道、膀胱受到挤压时，下腹部会出现微痛，身体习惯后，疼痛会逐渐减轻。妊娠中期，由于子宫周围的肌肉和韧带拉紧，腹部会隐隐作痛，有时会感到如痉挛一般难受（圆韧带牵引痛)。进入妊娠后期，腹部更加紧绷、膨胀，但引发的疼痛却不是难以忍受的，静卧一会儿，就可减轻。

如果出现难以忍受的疼痛或阵发性疼痛，或伴有阴道出血时，就有流产、早产的危险。如早孕期子宫一侧有胀痛，则可能是卵巢肿胀或宫外孕。

中孕期腹部突然剧痛且伴有出血时，可能是胎盘早期剥离，需及早治疗。此外，子宫肌瘤、卵巢囊肿、胃肠炎、阑尾炎等与妊娠无直接关系的疾病，也会引起疼痛，往往是强烈的疼痛、腹胀持续不停，且有出血、低热等症状。

（2）腰痛、背痛。进入妊娠中、晚期，你会觉得腹部越来越笨重，身体重心前移，要想身体保持平衡必须稍向后倾，因而便加重了腰、背部肌肉的负担，引起腰痛、背痛。而且你的体内开始分泌催乳素和松弛骨关节的激素，这些激素可松弛关节和肌肉以适应分娩的需要，但同时成为腰痛、背痛的原因。为了缓和疼痛，孕妇平时要注意保持正确的姿势，可通过做孕妇体操或游泳等，来缓和背部和腰部的疼痛。

（3）浮肿。妊娠期间，准妈妈手、脚等部位会出现浮肿。按压手背或小腿，如不能立即复原，则可认为是浮肿。浮肿是由于日益增大的子宫压迫下腔静脉血管，影响到毛细血管血液循环而引起的症状。

每位孕妇或轻或重都会出现浮肿。若长时间站立工作或持续同一姿势不变，则更容易引起浮肿。腿部浮肿时，应卧床休息，同时用枕头或坐垫将腿垫高，可减轻症状。

如果浮肿总不见好转，且体重急增，出现高血压、蛋白尿等症状时，则有可能是患了妊娠高血压综合症，需立即检查，进行妥善的治疗。有的浮肿表面上看不出来，称为潜在浮肿。1周内体重增加500克以上时，有可能是潜在浮肿。

如出现浮肿症状，要注意休息，睡觉时将脚垫高，平时不要站立过久，常做孕妇体操，改善血液循环，防患于未然。此外，还应注意控制盐分的摄入，且在食用过咸食品时不要喝过多的水。

浮肿和体重增加是预知高血压综合征的重要参考，特别对发病率较高的高龄孕妇来说，它们更是衡量自己身体状况的重要标准。

（4）眩晕、心悸、气喘。随着腹中胎儿的生长，血液集中在子宫和下半身，若突然站起来，会出现脑缺血(站起时头发晕)。这是由于流向脑部的血液减少，脑部暂时缺氧而产生的症状。下蹲或躺一会儿就可自然恢复。

此外，横膈受到子宫的压迫，腹式呼吸困难，也就难以往血液中输送充足的氧，这愈发加重了心脏的负担。因此，容易出现心悸、气喘，这时只需休息片刻，症状自然缓解。

缺乏维生素 B1 也会引起心悸，注意多吃猪肉、鳗鱼等富含维生素 B1 的食物。

(5) 湿疹、斑疹、妊娠斑、雀斑。孕期易出现妊娠斑，因此要保护皮肤免受紫外线伤害。

妊娠期间，黑色素细胞刺激素的分泌增多，遇到紫外线照射，容易引起面部色素沉着。外出时，要使用防晒霜、粉底霜、太阳伞、帽子等以防阳光直射皮肤。孕期的妊娠斑、雀斑在产后大多会自然痊愈，但有的却消除不了。这时，不要靠化妆品来遮盖，而应接受专家的治疗。

妊娠期间的女性皮肤变得敏感，易患湿疹、斑疹。这也是由于妊娠期激素的分泌以及血管运动神经的异常等所引起的症状。最好暂时停止使用肥皂、化妆品，同时要勤换内衣、腹带，保持肌肤清洁。

由于高龄产妇黑色素的代谢缓慢，因此，高龄孕妇在孕期内，更应注意防晒。

B族链球菌感染

B 族链球菌感染(GBS)并不会对成人造成大问题，却会对胎儿造成致命的伤害。它通常是由人与人的直接接触（如性行为）而传播，女性阴道及直肠中常会发现 B 族链球菌的踪影。

美国疾病管制中心、全美妇产科学会及美国小儿科学会曾提出几项建议，希望能让新生儿免于遭受 B 族链球菌的感染。

> 对准爸爸说：
> 医生应该向你们解释他们在做什么，以及这么做的原因，但并不是所有的医生都会解释。因此，不管是关于医疗方案方面的问题，还是使准妈妈更加舒服的方法，你都不要因为不好意思而不去问医生，特别是有的准妈妈在这时候很不想自己提问，你就更需要主动了。

建议之一是希望能对以下的 B 族链球菌高危人群孕妇进行治疗

- 既往曾经有 B 族链球菌感染史。
- 早产。
- 胎膜早破超过 18 个小时。
- 产前或产时发热超过摄氏 38℃。

建议之二是采集妊娠 35～37 周孕妇的肛门及阴道细菌样本，做 B 族链球菌的培养。对培养出菌种的孕妇，在分娩时立刻给予青霉素或氨卞青等抗生素来治疗。

胎儿的分量占准妈妈增长体重的多少？

通常到分娩前，胎儿、胎盘和羊水的重量共占了准妈妈增重的1/3。但是不要担心，剩余的2/3也不都是脂肪。由于组织的扩张，妈妈的体内储存了大量的水分，这一部分可能就达到4千克；血流量增加了大约1千克；乳房增重0.5千克；子宫大约1.5千克。其中只有两千克是脂肪，这是身体为哺乳和产后辛苦的劳动所做的能量储备。

晚期妊娠纪要

下次产检时要问医生的事

哪些用品要事先为宝宝准备好

哪些东西要先打包好，可以随时带到医院

生产时，如果配偶无法相陪，还有哪些人能来陪你

宝宝的名字

女孩	男孩

写给宝宝的一封信

TO MY BABY

怀孕第29周

胎儿的状况

29周的胎儿头顶到臀部长约26厘米，身长约37厘米，体质量约1 250克，这时的胎儿，如果是男孩，他的睾丸已经从腹中降下来；如果是女孩，你可以看到胎儿突起的小阴唇。这时胎儿的大脑发育迅速，头也在增大，听觉系统也发育完成，胎儿此时对外界的刺激反应也更为明显。如果你在这时候给胎儿放些音乐，胎儿会对不同的音乐作出不同的反应。

宝宝说

给我一些轻柔的音乐吧。

我有冷热感、会觉察明暗变化。皮肤的触觉已发育完全。在外界声音的刺激下会作出不同的反应，体脂较多，皮肤由暗红色转变为浅红色，且皱纹渐变平滑。胎毛开始退化，只在背部和肩部保留浓密毛发。我的眼睛现在可以在眼眶里转动。

孕妇的变化

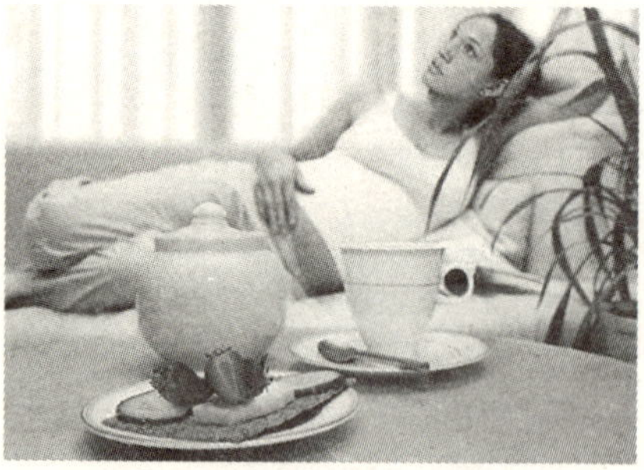

图30-1　怀孕第29周的孕妇

子宫高度在脐上7.5～10.2厘米，从耻骨联合量起约29厘米。如果4周前(怀孕25周)你曾产检，那时宫高还只有25厘米，子宫在短短4周内长大了4厘米。你的体质量到了本周，应该已经增加了8.5～11.5千克不等。如果躺久了，你可能会出现头晕、心慌、出汗等症状，这就是仰卧位综合征，出现这个症状的时候要改换左侧卧位就可缓解。有时候你会感到腹部发紧、发硬，一侧腹针刺样疼痛，这是假宫缩，属正常现象，要适当休息，避免走太多的路或站立太久。

孕妇的营养

孕妇营养不良是娩出低体重儿的重要原因。目前，真正因经济困难所致的营养不良已少见，因择食造成的营养不良却屡见不鲜。在孕期，要注意摄入易消化的高蛋白、高维生素食品，如鱼、蛋、肉、水果、蔬菜等。有时候自以为花钱买了高档食品，觉得营养水平挺高，实际上食物的营养比例失调，营养价值一般。偏食也会造成孕妇的营养不良。

怀孕期间，我们希望你能倾听自己身体的声音：感觉累了就休息，想上厕所立刻去洗手间。同样地，身体需要某些食物或饮料时，身体也会告诉你。感觉饿了或渴了，就吃点东西或喝点饮料，少量多餐最能符合你及胎儿的需求。

不要强迫自己吃不想吃的东西，饮食规则是可以变通的，只要注意自己是否营养均衡就行了。

化验与检查

在孕 28～32 周之间，大多数胎儿如果有异常已显而易见，医生会建议再做一次完整而有系统的器官构造扫描，包括以下几项重点

(1) 胎儿生长状况。发生宫内生长受限的胎儿，到了怀孕晚期会显现出与正常胎儿之间的生长差异，测量胎头双顶径与股骨长、腹围的大小，进一步用来估算胎儿体重，在这个时间段治疗效果较好。

(2) 胎盘位置与构造。怀孕中期胎盘占据了大部分的宫腔表面，虽然超声波看到胎盘位置偏低，随着子宫逐渐扩大，胎盘位置上移，28 周以后才能够判定胎盘位置是否正常。

(3) 羊水量多少。随着妊娠周数增加，羊水量逐渐增多，羊水量太多或太少，都是异常现象，排除胎儿发育问题后，抓紧时间治疗。

(4) 胎位。若发现胎位不正应在 32 周后设法矫正。

其他须知

早产

本周重点讨论早产的问题，在早产自然发动前，都有一些预兆，如果能分辨和重视这些早期的症状，及时治疗，在采取一定的措施后，相当一部分的早产是可以避免的。早产的常见征兆有

- 子宫收缩。子宫收缩是早产的最明显迹象。怀孕时子宫通常是松弛的，在怀孕中期，如果出现一阵阵的子宫收缩，整个子宫会变硬，孕妇同时有腹部胀或腰酸的感觉，就要引起注意。通常，这些宫缩与在孕末期常出现的生理性宫缩不同，生理性宫缩为无痛感的，而且没有规律，时有时无。可导致早产的宫缩则会不断加强，引起规律的腹痛，还常伴有少量的阴道流血，此时就需要立即就医。以往有过流产、早产史或产伤史的孕妇更应引起重视。
- 出血。少量出血是临产的标记之一。
- 破水。当有温水样的东西从两腿之间流出，就是早期破水。有的孕妇即便是早期破水，仍能在几周后平安生产，但一般情况下是破水后阵痛马上开始，此时可把腰部垫高，马上前往医院。

孕 37～42 周出生的婴儿，称为足月儿；在 28 周～37 周以前出生则称为早产儿。一般来说，早产儿体质量大多不超过 2 500 克。早产儿疾病中最常见的是由于肺脏发育不成熟引起的新生儿呼吸窘迫综合征，在产后 4～6 小时逐渐发生进行性的呼吸困难，直接危及宝宝的生命安全，严重时需要使用呼吸机，而患有如新生儿硬肿、支气管发育不良或新生儿感染的机会也比正常孕周分娩的宝宝有所增加。

目前，随着医学科学的发展，孕 25 周出生的早产儿也能存活，不过他们日后的健康状况及生活品质，包括早产儿可能发生残障的机率明显增加。体重极低而幸存的

> 对准妈妈说：
> 劳累也是造成早产的一个重要因素。平时，你要注意自己的身体状况，随时找时间休息，不要让自己处于太劳累的状态。一旦发现子宫有不正常地收缩，要立即卧床休息，如果休息没有用，子宫还是不正常地收缩，甚至到每十分钟收缩一次，就要到医院就诊。

早产儿，多会引发许多残疾，这必须等他们再长大些才知道。出生体重稍重的早产儿虽然也可能发生后遗症，但机率则低得多。

早产的原因

(1) 母体因素

- 合并急慢性疾病，如病毒性肝炎、肾炎、糖尿病、贫血、心脏病、原发性高血压、甲状腺功能进、系统性红斑狼疮等。
- 子宫畸形（双角子宫、双子宫、子宫纵隔等）、宫颈内口松弛（宫颈功能不全、有引产史、急产史）等。
- 医源性因素。妊娠合并症，如妊娠期高血压疾病等必须中止妊娠。

(2) 胎儿、胎盘因素。多胎妊娠、羊水过多、前置胎盘、胎盘早剥、胎位不正、胎膜早破、胎儿畸形等。

(3) 宫内感染。早产宫内感染的主要途径为阴道和宫颈的上行感染。如B族链球菌、金葡菌、阴道条件致病菌及大肠杆菌感染。早产的绒毛膜羊膜炎发生率明显增高。

(4) 原因不明。约有20%的早产原因不明。

预防早产的要点

(1) 保护好腹部，避免腹部被碰撞或挤压。注意不要拿重东西或拿高处的东西，以免碰到腹部。尽量避免不要到人多拥挤的地方，以免被人碰撞或挤压腹部。怀孕后体重增加，会造成重心不稳，容易在推挤中跌倒。如果跌倒，就有可能会伤到你的腹部或伤到腹中的胎儿。

(2) 不要刺激腹部。性高潮会引起轻微的子宫收缩，正常及适度的夫妻性生活与早产没有关系，但如果你以前发生过早产或有早产征兆，应禁止夫妻生活，避免刺激腹部。有时严重的腹泻可因排便时刺激子宫会促使其收缩加快，有可能会引起早产。

(3) 减少腹部紧张。长时间持续站立或下蹲的姿势，会使腹内压力升高压迫子宫，有可能会引起早产。

(4) 放松自己，安静地休息。疲劳、精神压力或紧张的情绪均可引起早产，平时要注意减轻压力，通过听音乐，多想愉快的事情，忘却烦恼，保持快乐。避免长途旅行、路途颠簸劳累。要注意避免睡眠不足，过度疲劳。

(5) 远离嘈杂的环境。有时嘈杂的噪声也有可能会引起早产。

(6) 罹患某些疾病。如果你患有心脏病、肾病、糖尿病、高血压等疾病，或感染某些疾病都有可能引起早产。在怀孕前患病应尽量治愈后再怀孕，如果在孕期中患病，应及时到医院就诊，让专科医生对症治疗。

(7) 营养不良也是引起早产的一个因素。远离吸烟、饮酒及毒品等相关物品。

早产的治疗

对胎儿来说，妈妈的子宫是胎儿发育和生长最安全的地方。因此，对于小于 32 孕周有早产迹象的孕妇来说应尽可能安胎，因为只有在子宫里，胎儿才能充分地发育和生长。不过，如果胎儿无法从子宫得到足够的营养，也只有提前分娩。

最常用来预防早产的方法，就是卧床休息。孕妇出现早产征兆，医生通常会嘱咐她卧床休息并采取侧睡。并不是所有人都赞成这种处理，不过，卧床休息确实能有效阻止子宫收缩及早产。如果你有早产征兆，表示你不该继续工作，也必须停止许多活动，必要时加用一些药物来进行治疗。

β肾上腺素能药是一种肾上腺激素制剂，能让子宫放松及减少收缩，可用来抑制分娩。目前国内中、大型医院较多使用盐酸利托君，这种药物是获得美国 FDA 许可治疗早产的药物，可在医生指导下应用。

硫酸舒喘灵属拟肾上腺素能 β-受体兴奋剂类药物，主要具有 β2 一受体兴奋作用，可松弛子宫平滑肌，抑制子宫平滑肌收缩的活性，从而抑制宫缩。但美国 FDA 并未许可此药用于孕妇。硫酸舒喘灵的副作用与利托君大致相同。

硫酸镁通常用来治疗子痫前期，也可以用来抑制早产。这种药通常是由静脉注射给药，并且需要住院。

怀孕笔记

怀孕第30周

胎儿的状况

30 周的胎儿头顶到臀部的长度约为 28 厘米，身长约 38 厘米，体质量约 1 360 克。胎儿头部在继续增大，大脑发育也非常迅速。大脑和神经系统已经发达到一定的程度，皮下脂肪继续增厚。这周胎儿的眼睛可以开闭自由，大概能够看到子宫中的景象，胎儿还能辨认和跟踪光源。但是你可不能期待出生后的宝宝一睁开眼睛视力就像正常人一样。事实上，宝宝在刚出生的时候只能看到很近距离的东西，逐渐才能看到远处的物体和人。胎儿在子宫中被羊水所包围，随着胎儿的增长，活动空间减小，胎动逐渐减少。

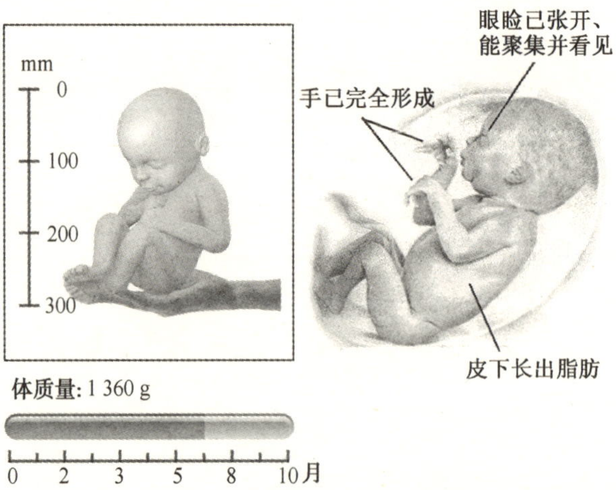

图 31-1　怀孕第 30 周的胎儿

孕妇的变化

子宫底位于脐上约 10 厘米，距离耻骨联合约 30 厘米。

现在离预产期还有 10 周。你可能会觉得，子宫几乎抵到肋骨，已经没有空间再容纳胎儿生长了。不过，胎儿、胎盘和子宫都还会继续增大，羊水也会增加。

怀孕时孕妇体质量平均增加 11.5～16 千克，其中一半以上是在子宫、胎儿、胎盘及羊水上。这些增大的体积，多数集中在腹部及骨盆腔，大肚子是怀孕的明显标记。从现在开始，你的体质量约每周增加 0.5 千克。因此，随着孕程进展，骨盆腔及腹部会让你越来越不舒服，时不时会感到呼吸困难，喘不过气来，吃饭后胃部不适等，这些都是正常现象，不必担心。到怀孕 35 周后，随着胎儿头部开始下降，进入骨盆，到那时你不舒适的感觉才会逐渐减轻。但是其他的症状也会随之出现。

孕妇的营养

孕妇本月容易出现下肢水肿，如果经医生检查属于生理性水肿，可进行饮食调理。首先限制水钠的摄入，有 20%妊娠水肿者，仅仅限制钠，注意饮食营养与休息，即可使浮肿减轻或消退。因此孕妇在发现水肿后应该控制对盐的摄取量，否则容易发生妊娠高血压综合征。

炒菜时，可以只在一个菜肴上放盐，其他的菜肴可以淡一些。如果缺少盐影响了食欲，可以利用酸味来增加食欲，用醋拌凉菜，并尽量不放盐。在制作肉类和鱼类时，适当加长烹调的时间会使香味较浓，改善胃口。另外，注意维生素的供给，B 族维生素对促进消化、增加食欲、保护胎儿具有重要生理意义。维生素 C 可增强机体抵抗力、改善新陈代谢及有利尿、解毒的作用，维生素 E 可预防早产。所以，妊娠水肿的妈妈应常吃多吃新鲜蔬菜和水果，以保证各种维生素的供应，满足机体的需要。

还有食物要细软、无刺激性，妊娠水肿的妈妈一般都有不同程度的消化道症状，如口淡无味、腹胀、食欲不振、消化不良等。所以平时所吃食物要细软、清淡、容易消化，以软饮为佳。推荐两个能减轻妊娠水肿的食谱：

● 鲜鲤鱼150克，去鳞掏内脏，洗净放入锅中加适量水、粳米，煮粥淡食，每日1次，连用5～7天。

● 冬瓜250克，赤小豆30克，加水煮汤内服，每日2次，连用10天，或赤小豆、冬瓜皮30克水煎服。

其他须知

脐带打结

脐带打结有假结及真结两种。脐带假结是指因脐血管较脐带长，血管卷曲似结，或因脐静脉较脐动脉长形成迂曲似结。临床上一般无大危害，很少会因血管破裂而出血。真结多在妊娠3～4个月间发生，开始脐带缠绕胎体，后胎儿动来动去，又穿过脐带套环而成真结。若真结未拉紧则不要紧，拉紧后会使胎儿血循环受阻导致胎死宫内，多数在分娩后才确诊。这不是你的错，跟你的活动也没有任何关系，更无法避免。不过还好，这种有真结的情况很少见。

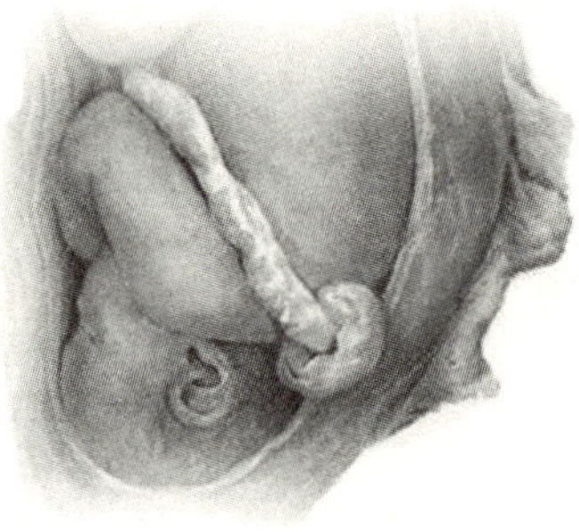

图31-2　脐带打结

脐带绕颈

妊娠晚期若脐带有多处缠绕，对于胎儿则是非常危险的，它随时可引起胎儿宫内窘迫。因为缠绕较紧者会影响脐带血流的通过，从而影响到胎儿氧和二氧化碳的代谢，使胎儿出现胎心率减慢，严重者可能出现胎儿缺氧，甚至胎儿死亡。

常见的脐带绕颈有下列几种原因

● 羊水过多。胎儿在里面翻滚，导致脐带纠结。

● 脐带太长。

● 胎儿体型太小。子宫腔内活动空间大，胎儿翻滚导致脐带纠结。

据统计，脐带绕颈1圈的发生率约25%，绕2圈约7%，3圈则为

1/200～1/100。

通过超声波检查可看到胎儿是否有脐带绕颈，有时腹部还可听到较明显的脐带杂音。因此，这时更需要勤听胎心，注意胎动，以便及时采取措施。

但脐带绕颈超声波诊断率只有60%，无法事先预防，大都是分娩时才会知道。

待产过程若胎心监测器出现异常，有变异减速，且一再出现，才会怀疑是否有脐带绕颈的可能。经确认后，需直接剖宫产。多数准妈妈都对脐带缠绕有恐惧感，担心胎儿有危险，认为一定要剖宫产。其实，脐带绕颈的程度大多都是松松的，只有少数会勒得很紧，脐带绕颈不是只能剖宫生产，而需结合相关症状综合评估。

孕期的洗澡方式

妊娠期间机体新陈代谢旺盛，孕妇的汗腺、皮脂腺分泌增多，阴道分泌物也增加，常导致不适感。经常沐浴、更换内衣既可保持全身皮肤清洁，又可以刺激皮肤、促进血液循环，有助于消除疲劳、促进皮肤的排泄功能，减轻肾脏的排泄负担。但孕妇洗澡也会有一些危险因素，如洗澡前后的温差过大，很容易刺激孕妇的子宫收缩，造成早产、流产等现象。尤其是夏、冬两季：冬天气温低，孕妇不宜马上进入高温的浴室中洗澡，应慢慢适应浴室内逐渐升高的温度；夏天气温高，孕妇不能求凉快而洗冷水澡，洗澡的水温应适中，不宜过冷也不宜过热。水的温度应掌握在27～37℃之间为宜。

每次沐浴的时间不要过长，以10～20分钟为宜。洗澡时，浴室内由于通风不良，空气中的氧含量少，再加上热水的刺激，会使人体内的血管扩张，这样血液流入人体躯干、四肢较多，而进入大脑和胎盘的血液就要相对暂时减少，时间过长容易使孕妇出现头昏、眼花、乏力、胸闷等症状，还会造成胎儿缺氧，严重时还会使胎儿神经系统的发育受到不良影响。

对准妈妈说：
沐浴时，地面加用防滑垫；
沐浴时间不宜过长，以防发生头晕；
沐浴水温适中，过冷或过热均可刺激子宫，诱发早产。

沐浴尽可能采取淋浴。怀孕后，阴道上皮细胞的脱落大于增生，会使阴道内乳酸量降低，从而使体内的自然防御功能降低，此时如果盆浴，容易使水中的细菌、病毒进入阴道，导致阴道炎、输卵管炎等，或引起尿路感染。

前置胎盘

前置胎盘是指妊娠 28 周后，胎盘的位置十分接近子宫颈或直接覆盖在子宫颈上。图 31-3 所示为前置胎盘的类型，分为完全性前置胎盘、部分性前置胎盘、边缘性前置胎盘三类。

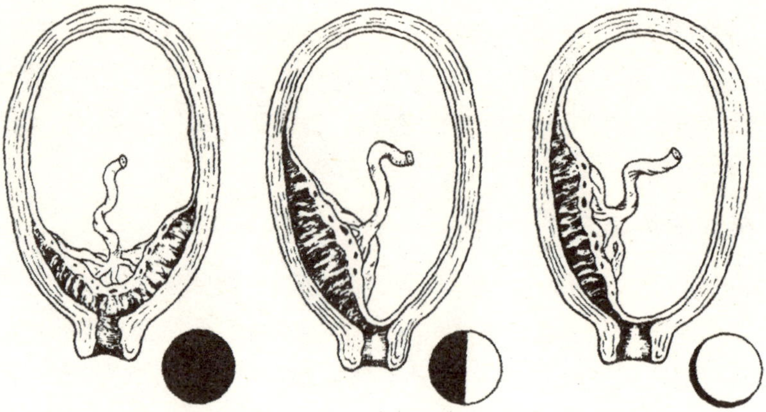

(1) 完全性前置胎盘　(2) 部分性前置胎盘　(3) 边缘性前置胎盘

图 31-3　前置胎盘

前置胎盘是妊娠晚期严重并发症，可能会造成孕产期大出血，危及产妇生命。其发病率国外报道 0.5%，国内报道 0.24%～1.57%。

前置胎盘的病因不清楚，可能与下列因素有关：子宫内膜病变或损伤，胎盘异常，受精卵滋养层发育迟缓，包括曾剖腹产、多次流产及高龄产妇等。

前置胎盘最明显的症状就是无痛性阴道出血，多发生于妊娠晚期及分娩期。因为这个时期，子宫下段拉长，子宫颈开始变薄，胎盘也因此受到伸展及撕扯，造成与子宫壁的错位分离，引起出血。完全性前置胎盘初次出血的时间较早，约在妊娠 28 周，出血次数较频，量较多，往往引起孕妇休克；低置性

> 对准爸爸说：
> 陪妻子产检时，你可以请教医师，分娩时可以帮什么忙，或做些什么事，例如是否可以陪着分娩、帮宝宝拍照、录影、剪脐带等。

前置胎盘初次出血量多发生在妊娠 37～40 周或分娩开始时，量也较少；部分性前置胎盘初次出血的时间和出血量则介于二者之间。小量反复出血易导致贫血，大量出血则可致休克，不及时处理，可危及母婴生命。

前置胎盘对胎儿也有较大影响。前置胎盘反复出血，容易引起早产；前置胎盘的早剥、受压可致使胎盘缺血缺氧，易引起胎儿宫内窒息；又由于胎盘占据子宫下段的位置，妨碍了胎儿头部进入产妇的骨盆入口，可致胎位异常。

当你在怀孕中期曾出现阴道出血，就应该怀疑是不是有前置胎盘的现象。如果怀疑有前置胎盘，绝对不能做阴道内诊来确认，因为内诊会使出血更严重。医生会用超声波检查来确认是否有前置胎盘的现象，诊断准确率在 85％。

至今还没有预防前置胎盘的可靠方法，但如果针对该病的发病原因，积极避免因人流术等原因造成子宫内膜损伤，就可以大大降低该病的发生率。此外，根据统计显示，连续两次以上发生前置胎盘的可能性极小，所以有过该病史的也不必过分担心会再次发生。

期待疗法的目的是在保证孕妇安全的前提下保胎。保胎是为延长胎龄，促使胎儿达到或更接近足月，从而提高围产儿的存活率。适用于妊娠 37 周以前或胎儿体质量估计小于 2 300 克、阴道出血不多、患者一般情况好、胎儿存活者。若诊断为部分性或完全性前置胎盘，必须继续住院。

剖宫产可以迅速结束分娩，于短时间内娩出胎儿，对母儿均较安全，是目前处理前置胎盘的主要手段。完全性前置胎盘必须以剖宫产结束分娩，部分性或初产妇边缘性前置胎盘，近年也倾向行剖宫产。适时果断行剖宫产术，能立即结束分娩，达到迅速止血的目的，可减少对胎儿的创伤，减少围产儿病死率，并可在直视下处理产后出血，是处理前置胎盘最安全最有效的方法，也是处理前置胎盘严重出血的急救手段。

阴道分娩仅适用于边缘性前置胎盘、枕先露、流血不多、估计在短时间内可结束分娩者。决定阴道分娩后，行人工破膜，破膜后胎头下降压迫胎盘达到止血，并可促进子宫收缩，加速分娩。若破膜后先露下降不理想，仍有出血，或分娩进展不顺利，应立即改行剖宫产术。

怀孕笔记

怀孕第31周

胎儿的状况

本周胎儿体质量约1 630克，头顶到臀部的长度约28厘米，身长全长约40厘米。31周的胎儿身体和四肢继续长大，直到和头部的比例相当。胎儿的皮下脂肪更加丰富了，皱纹减少，看起来更像一个婴儿。胎儿这时候各个器官继续发育完善，肺和胃肠接近成熟，可以有呼吸能力和分泌消化液的能力。胎儿喝进去的羊水，经过膀胱排泄在羊水中，这是在为出生后的小便功能进行锻炼。

孕妇的变化

还记得怀孕12周你的子宫大小吗？那时你的子宫约只占满骨盆腔。可你现在会发现，子宫已经占了腹部大部分的位置了，子宫底位于肚脐上约11厘米处，距离耻骨联合约31厘米。怀孕至今，你的体质量应增加了9.5～12千克。在最后的几周中你的体重可能会增加很多，这是因为胎儿这时候生长的速度很快。

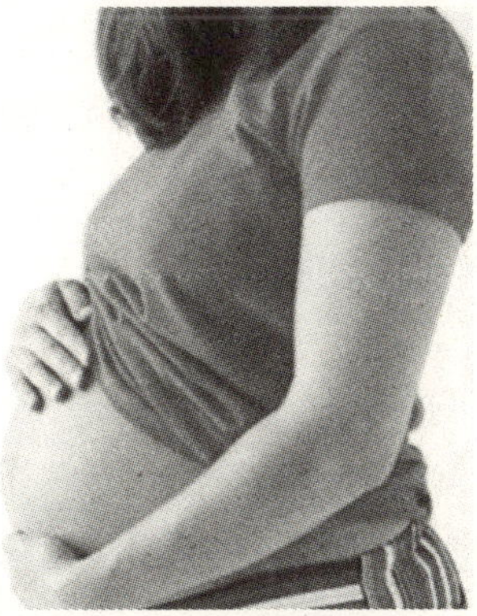

图32-1　怀孕31周的孕妇

31周的时候，你会发现腹中的胎儿增大了，但胎动越来越少。你不用担心，你只要感到胎儿在你腹中偶尔的活动，就说明他很好。其原因也很简单，因为胎儿越来越大，造成活动空间减小，使胎儿的手脚不能自由地伸展。

孕妇的营养

此期间是你腹中胎儿脑细胞和脂肪细胞快速增长的时期，因此更要注意补充富含蛋白质、磷脂和维生素的食物，如虾就富含丰富的蛋白质和磷脂促进胎儿智力的发育。同时要限制糖类和高脂肪类食物，避免摄入过多热量，使胎儿生长过大，影响分娩和不适。可以适当增加下列食物：

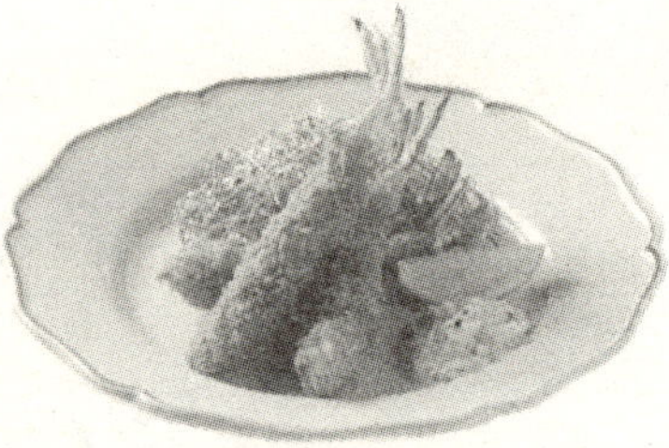

图 32-2　富含蛋白质和磷脂的虾

含不饱和脂肪酸丰富的食物包括葵花子、坚果类、大豆油、谷物油、鱼虾、鸡蛋黄、肉等。必需不饱和脂肪酸的缺乏，可能会影响胎儿神经功能及视觉的发育。

富含粗纤维的食物，如茎类和根类的蔬菜：如牛蒡、萝卜、藕、芹菜、甘蓝、青笋等。还有谷类食品如小米等；麦类如大小麦、乔麦、黑麦；杂粮类如高粱、玉米等；还有干豆，鲜豆类如扁豆，米豆，黑眼豆等，它可以促进营养的吸收和均衡。

富含维生素 B1 和叶酸的食物，如动物和禽类肝脏、木耳、豆豉等食物，它可以减少宝宝罹患贫血病。

含碘高的海产品，如海带、紫菜、鲜海鱼、蛤干、干贝、淡菜、海参、龙虾。这类食物可以减少宝宝罹患痴呆症等疾病。

其他须知

沙门氏杆菌

沙门氏杆菌最适宜在 20～37℃温度中生长，它会与灰尘一起漂浮在空气中，遇到适合的载体就迅速繁殖。沙门杆菌来源多达 1 400 种，在我们日常生活环境中都找得到沙门杆菌的踪影，尤其是家禽身上、食物（如牛奶、蛋类、肉类制品等）、水中。感染沙门氏杆菌会造成食物中毒，轻则恶心、呕吐、腹痛、腹泻或胃肠不适，严重则肝脾肿大、全身出现中毒症状、败血症，乃至可能致死。但也并非每一个感染者都会发病，还必须视其摄入细菌量及自身的抵抗力或免疫状况而定。

事实上，沙门氏杆菌对热抵抗力不强，在 55～60℃温度中 1 小时或在 65℃温度中 15～20 分钟或在 70～80℃温度中 5 分钟就会被杀死。虽然煮熟食物就能杀死沙门杆菌，但还是要特别小心，马虎不得。日常生活中，谨记以下几点有助于你远离感染

- 生、熟食物的菜板和刀具一定要分开。在准备禽类肉品或用生蛋制成的食物时，整理台、餐具、碗盘及锅盆等务必要用热水及消毒剂清洗干净。
- 禽类肉品一定要煮熟或蒸透。
- 不要吃生蛋做成的食物，如沙拉、蛋酒、冰淇淋等。生的、未烘焙的蛋糕糊、饼干面团及所有含有生蛋的东西也不要吃。
- 最好吃全熟的蛋。水煮蛋至少要煮 7 分钟，蒸蛋时至少蒸 5 分钟，煎蛋时每面煎 3 分钟，单面煎的荷包蛋也不要吃。

妊娠期的水肿现象

你可能已经注意到，当你将鞋子脱下以后，过一会儿，就可能穿不下了，或者穿着及膝半统袜或紧的短袜时，会在袜统位置留下一圈勒痕，这就是水肿造成的。约有 70%以上的孕妇在怀孕后期都有轻重不一的水肿。妊娠期水肿共有三种

- 过胖的“肿”。孕中期准妈妈胃口大开，营养全面，没有切实的控制体重，到了孕后期，体重一下增加了不少，这样的准妈妈要注意饮食，不能让体重增加过多。

> 如果出现水肿，你可以买大一号的戒指来戴，或者把原先戒指套在漂亮的链子上，当作项链坠饰或手链。

- 生理性水肿。肿胀的手脚，使做事和走路都觉得不方便。主要是由于不断增大的子宫压迫到盆腔静脉时，回流受阻，将体液挤压到双腿和双脚，造成水肿。另外，随着怀孕后激素分泌量的增加，孕妇体内会积累更多的钠盐，以至于会吸收更多的水分滞留在体内加重水肿。

一般多发生在脚踝或膝盖以下处，经过白天久站和夜间活动量减少

后，大约在晚上睡觉前，水肿症状就会比较明显，但生理性水肿不会对胎儿造成不良影响，这种水肿产后会自愈，所以不用担心。

- 病理性水肿。妊娠毒血症、肾脏病、心脏病或其他肝脏方面的疾病，这些疾病不仅会对准妈妈的身体造成不同程度的影响，对胎儿的健康也会有危害。

下列是缓解水肿几种有效方法

- 少吃盐和过咸的食物，避免过多摄入钠盐所导致的水肿。这对妊娠高血压孕妇更应引起重视。
- 平躺的时候，把脚抬高，帮助血液回流。
- 坐着的时候，可把脚稍稍垫高。不要翘二郎腿、膝盖交叉或脚踝交叉，这些坐姿都会阻碍腿部血液的回流。
- 衣服不要太过紧，如果衣服的腰围、膝盖、脚踝、肩膀、手肘或手腕的部位太紧，都会妨碍血液循环，使血液回流受阻。
- 不要配戴太紧的戒指和手表，这也会造成血液循环的问题。
- 让你的配偶对你的脚和腿部轻轻按摩，以促进血液的循环，缓解水肿。

如果上述方法还不能消除水肿，并且水肿还有加重迹象，你应该立即到医院就诊，通过检查来确定是否有其他因素造成水肿。

胎儿生长受限

胎儿生长受限(FGR)是指新生儿出生时，体重比怀孕周数小。通常是孕37周后，新生儿出生体质量小于2 500g。就定义来说，是指胎儿低于同孕龄平均体重的两个标准差，或低于同孕龄正常体重的第10百分位数。换句话说，出生时的体重，在10个新生儿当中，就有9个比他重。

胎儿生长受限是围产期的重要并发症，其发病率在2.75%～15.53%不等，我国的发病率平均为6.39%。罹患胎儿生长受限的婴儿，死亡率比体重正常的婴儿高4～6倍，它不仅影响胎儿的发育，远期也影响儿童期及青春期的体能与智能发育，比较容易出现其他伤害。因此，如果怀孕月份没有估计错误，预产期的估算也正确，怀孕期也符合时，新生儿体重仍在最低的10%以下时，就要小心照顾了。

胎儿生长受限都有一定的原因引起，但很难诊断。因此每次产检时，医生一定要测量子宫是否随时间而变大。妊娠28周后，如果孕妇体重连续三周无明显增加，或子宫大小和腹围不随孕龄增长，或连续两次测量宫高均在第10百分位或以下，这时可能就有问题了。医生就会怀疑是不是胎儿生长受限，并安排进一步检查以确认。

因此，早检查、早诊断、早治疗是关键，如能在妊娠中晚期及时发现并认真的管理，大部分生长受限胎儿都能得以纠正。产检的重要性正在于此。通过定期产检可以及时发现这类问题。每次产检测量体重、宫高这些看似不起眼的检查，其实有助于医生判断孕程进展是否顺利、胎儿是否正常。

怀疑胎儿生长受限时，可利用超声波来进一步检查及诊断。超声波检查，能确认羊水量及胎盘功能的异常变化，也能确认胎儿的健康状况，看看是否有异常或畸形。若是由于胎儿畸形导致，就该及时引产，终止妊娠。

确定胎儿生长受限时，就要根据病因进行相应治疗，不要让情形继续恶化。必须纠正不良生活习惯，改善你的营养，应不偏食、立刻戒烟、停止酗酒和滥用药物。这些不良嗜好非常容易发生胎儿生长受限。

此外，卧床休息也很重要(取左侧卧位)。因为卧床休息能增加子宫胎盘的血流量，血流量增加，胎儿就能继续长大。如果是妈妈本身的疾病造成胎儿生长受限，就要尽快积极治疗，改善妈妈的健康。

轻度胎儿生长受限病例可以根据医生的嘱咐，以加强营养、补充维生素、微量元素和其他辅助药物为主，改善胎儿营养供应。病情较重的则需住院治疗。

生长受限的胎儿，胎死宫内的可能性会大大增加。在治疗效果不佳时，胎儿离开子宫可能要比留在子宫内还安全，因此有时候可能需在预产期前取出。胎儿还往往无法耐受顺产的产程，甚至会发生胎儿窘迫，因此也需要剖宫产。

造成胎儿生长受限的原因

(1) 包括以下方面：

- 遗传因素。胎儿遗传性疾病。
- 营养因素。孕妇偏食、妊娠剧吐、经济条件较差等。

妊娠病理。如妊娠高血压、多胎妊娠、妊娠合并肾脏疾病、严重贫血、严重心脏病、严重营养不良特别是蛋白质和能量供应不足、子宫病变等。

其他。孕妇年龄、体重、身高、子宫发育畸形、吸毒、酗酒、接触放射线或有毒物等。

(2) 胎儿因素。胎儿基因或染色体异常、胎儿代谢紊乱、各种因子缺乏等。宫内感染，如胎儿感染风疹病毒、巨细胞病毒、单纯疱疹病毒、弓形虫、梅毒螺旋体等。

(3) 胎盘脐带因素。胎盘的各种病变导致胎盘血流量减少、胎儿血供不足，脐带过长过细、脐带扭转、打结等。

胎儿的胎位

怀孕到了这个阶段，孕妇常会问医生："胎儿胎位正不正？是头先出来还是腿先出来？胎儿是躺着的吗？"

事实上，这个阶段很难只凭摸摸腹部，就能够提供确定的答复，也无法保证分娩时胎儿是头先出来还是脚先出来。因为胎儿在妈妈的肚子里，随时都在变换位置，本周之前如此，往后亦然。

用手摸摸腹部感觉胎头及躯体的位置，并不会对胎儿造成伤害。再过3～4周，胎儿的头更硬了，更容易让医生摸出胎头的位置(称为胎儿的先露部位)。

胎位是指胎儿纵轴和母体纵轴之间的关系。随着妊娠周数的增长，胎儿逐渐长大，羊水量相对减少，胎位相对固定不变。自妊娠26周开始，可以从孕妇的腹部摸到胎儿，以此了解胎位。常见的胎位有头位和臀位，横位较少。胎位与分娩过程密切相关，是医生在处理分娩过程的重点。

绝大多数孕妇的胎位是正常的，但也有少数(约5%)孕妇的胎位不正，常见的不正胎位有臀位、斜位和横位等，但均较少见。横位应随时发现及时纠正，以防治胎膜破裂时发生脐带脱垂等严重并发症。妊娠30周前，大部分胎儿为臀位，30周后多数可自动转为头位，故即使是臀位，在30周前也没有必要纠正，30周后仍为臀位或横位者应考虑纠正。

怀孕笔记

怀孕第32周

胎儿的状况

32 周的胎儿身长约 42 厘米，头顶到臀部的长度超过 29 厘米，体质量约 1 700～1 900 克。如果胎儿是男孩，他的睾丸可能已经从腹腔进入阴囊，但是有的胎儿可能会在出生后当天才进入阴囊；如果是女孩，她的大阴唇明显地隆起，左右紧贴。这说明胎儿的生殖器发育接近成熟。除此之外，胎儿已经长出一头的胎发，但头发稀少，不过胎儿出生后头发的浓密稀疏并不取决于这时候胎儿头发的密疏。另外胎儿的指甲已经长到了指尖。

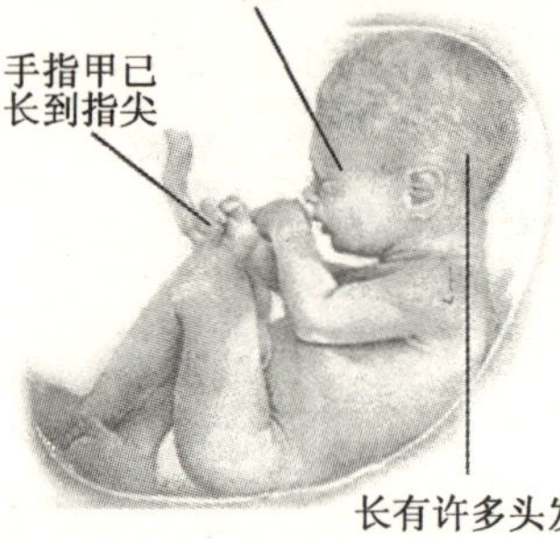

图 33-1　怀孕第 32 周的胎儿

孕妇的变化

怀孕 32 周时，子宫底位于肚脐上约 12 厘米，距离耻骨联合约 32 厘米。你这时每周体质量增加约 250 克，腹部更加突出，感觉尿意频繁，这是由于胎头下降，压迫膀胱的缘故。日益增大的腹部往上挤压你的心脏和肺部，让你的呼吸感到困难，对胃部的挤压也会影响胃口，特别是沉重的腹部会让你不愿意走动，并且感到疲惫。这些都是正常现象，为了你能在生产的时候更加轻松顺利些，你还是要坚持适当地活动。

此时，你与医生已经熟悉，也容易将自己的疑虑提出来。因此，现在正是与医生讨论分娩及生产的最好时机。医生也许会关照你往后几周该注意哪些事情，以及日后出现问题或并发症，你也知道该怎么请求帮助。

此时，你还应该多看多听。你可以参加产前妈妈教室，也可以从亲朋好友口中听到有关分娩及生产的似是而非的观念，包括打点滴、引产及各种并发症等。如果你对这些说法有疑问，不要不好意思问医生，大多数医护人员都非常乐意为你解答疑惑，因为他们不愿意你因为一些无谓的忧虑困惑，而搞得整天精神紧张，影响腹中胎儿的发育生长。

> 对分娩及生产有疑虑，现在是提出来与医生讨论的最好时机。

孕妇的营养

如果确诊为多胎妊娠，你的营养摄取及体重增加更为重要。要如何增加足够的体重呢？你可以从许多食物中获取所需的热量，如每天多吃一份乳制品或蛋白质食物，这些食物除了热量以外，还能补充钙、蛋白质及铁质，以符合胎儿需要。垃圾食物不要吃太多，它除了高热量外，对你及胎儿并没有多大的好处。食物虽然是营养素及热量的最佳来源，但每天最好还是需要补充一粒孕妇维生素。

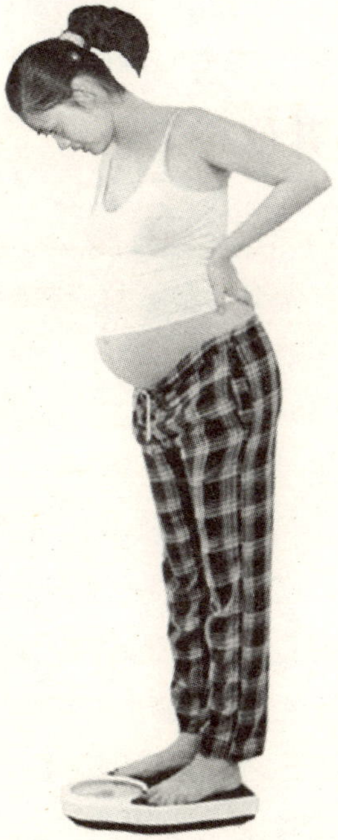

图 33-2　确保体重的增加

多胎妊娠时妊娠期贫血发病率高，铁缺乏会影响胎儿生长发育，并且新生儿发生早产风险亦增高，美国医学会推荐在多胎妊娠 12 周后，每天补充铁剂 3mg。含铁丰富的食物包括猪肉、家禽、鱼、蛋等，这些食物不仅含有丰富的血红素铁，易于吸收，而且可以提高非血红素铁的生物利用度，并且蛋白质含量高。其他含非血红素铁丰富的食物，如强化铁面包、蔬菜、坚果等。

多胎妊娠较单胎妊娠而言，孕期钙及维生素 D 需要量更高。母体血清维生素D缺乏，其后代发生佝偻病的风险增高。多胎妊娠时孕期每天钙摄入量3g。

如有必要，你可以请教医生，医生也可能会与营养师一起讨论沟通。

如果肚子里的胎儿不只一个，对热量、蛋白质、维生素及矿物质的需求就会增加。每多一个宝宝，每天就需要多增加300卡的热量。

化验与检查

怀孕到现在，如果没有出现问题，也没有并发症，大约每个月产检一次即可。不过，从怀孕第32周开始，多数医生会安排孕妇每两周做一次产检，到了36周以后，就必须每周产检了。

32周常规检查项目：血尿常规、肝肾功能、胆酸、雌三醇、抗体效价、心电图、艾滋病病毒抗体、梅毒病毒、乙肝两对半，必要时增加超声波检查。

其他须知

多胎妊娠

一次妊娠两个或两个以上胎儿时被称为多胎妊娠，这其中大多数是双胎妊娠(约占75%)。有统计资料显示，我国双胎妊娠与单胎妊娠之比在1∶66～1∶104之间。近年来由于试管婴儿技术的应用，通过促排卵药物的使用，双胞胎妊娠的发生率约占总妊娠人数的1.1%。当然个别地区除外，因为我们也耳闻过双胞胎村或双胞胎寨或岛屿，甚至某个国家。

双胞胎常是由两个不同的受精卵同时孕育而成，称为异卵双生(异卵双胎)。异卵双生占双胎的大多数，他们各有自己的胎膜和胎盘，长相和脾气秉性各异，胎儿的性别可能相同，也可能会一男一女，俗称“龙凤胎”。约有三分之一的双胞胎妊娠，是由同一个受精卵分裂成两个一模一样的构造，这两部分将发育成两个不同的个体，称为单卵双胎，胎儿性别会相同。同卵双生遗传基因完全一样，因此性别相同、性格和容貌酷似，这样的孪生孩子外人往往很难分辨。不过，同卵双胎也不见得百分之百相同，有的异卵双生甚至比同卵双生长得更相像。

多胎妊娠时，可能出现单卵双胎，也可能出现异卵双胎，甚至可能同时出现两种。例如，四胞胎可能是由同一个受精卵分裂而成，也可能是两个受精卵同时分裂，当然也可能同时有三个、甚至四个受精卵。多胎妊娠发生的机率，与种族有极大的关系，白人妇女约1%，黑人妇女则为1/79。在非洲的某些地区，双胎的发生率高到令人惊讶，甚至高达1/20。西班牙妇女怀双胎的机率也比白人妇女高。

在怀孕第1周，我们已经知道，受精卵在受孕后3～4天就开始分裂，一直到第8天为止。如果受精卵分裂迟至第8天才开始，就很可能导致双胞胎身体有部分相连，发展成连体婴儿。连体婴儿常共用一些重要器官，例如心脏、肺脏或肝脏，所幸连体婴儿的发生机率很低。

助孕药物、试管婴儿胚胎植入及多胎妊娠

上世纪80年代，我国山东省立医院第一例四胞胎的出生，成为当年全国的轰动新闻。为什么多胞胎会有如此轰动效应呢？原因很简单，物以稀为贵！但20年后，多胞胎现象与日俱增，辅助生殖技术的不断发展，使用促排卵药物和体外人工授精，多胞胎现象已不再稀奇，这些医学技术使正常的孕育过程发生了改变，它直接导致多胞胎发生率的上升，它同时也是人类在自我繁衍生育上的一个隐患。

什么是辅助生殖技术？从广义上来说，就是能帮助卵子和精子更好地结合，卵子受精后形成一个胚胎，最终诞生一个婴儿的技术统称。辅助生殖技术不仅包括利用药物诱发排卵，而且有人工供体授精、宫腔内授精，以及配子输卵管内移植等多种情况。

医学界很早就发现，促进及刺激排卵的药物，会使多胎妊娠的机会增加。女性通过服用这种针对性药物，在排卵期排一个以上卵子的概率大大增加，多个卵子和多个精子结合就会产生多个受精卵，从而出现多胎妊娠。按照自然规律，人类妊娠多胞胎的概率只有10万分之一～20万分之一，但如果使用了促排卵药物，这种概率就会达到20%～30%。除了促排卵药物外，人工授精辅助生殖技术应用也比较多，人工授精是借助外力将精子和卵子结合。其中体外受精较多，就是把卵子和精子取出后，在体外进行受精，发育成早期胚胎后再移植到母体子宫内发育生长。由于胚胎的成活率不高，所以每次需要多植入几个胚胎，当多个胚胎成活的时候，就会出现多胞胎。

超声波检查是辨别多胎妊娠的最好方法。在超声波技术研发前，双胎妊娠的诊断非常困难。如果单靠听到两个胎心音来确定是否怀有双胎，确实不太容易。因为胎儿心跳非常快速，如果两个胎儿的心跳速率几乎一样或极为相近，很难分辨是一个或两个胎儿。

多胎妊娠产生的问题

多胎对胎儿和孕妇都有一定的危险，在妊娠的三个时期都有不同危险存在。因为多胎妊娠属于高危妊娠，并发症也会增多，多胎孕妇所承受的痛苦和危险是普通孕妇的数倍！

由于子宫里有多个胎儿互相“抢夺”血液，就很容易造成有的胎儿血液过于黏稠，有的胎儿因缺血而发育不良，甚至胎死宫内。而死去的胎儿极易自溶，它所产生的毒素一旦进入孕妇血液，就会出现弥漫性血管凝血，这是一种严重的妊娠并发症，死亡率高达70%～80%。不仅如此，流产、早产机会增加，母亲贫血、羊水过多、高血压、前置胎盘、胎盘早剥、产后大出血等也是常见的多胞胎并发症。

> 许多人认为，如果只听到一个胎心音，就不太可能是双胞胎，这观念并不一定正确。因为胎儿心跳非常快速，如果两个胎儿的心跳速率几乎一样或极为相近，很难分辨是一个或两个宝宝。

其中最大的问题就是早产。随着胚胎数目的增加，怀孕的时间及胎儿的重量都会减少。据资料统计，双胎妊娠的平均妊娠时间约 37 周，三胎则约为 35 周。无论是早产儿还是低体重儿，虽然体格发育与其他宝宝没有明显不同，但各种先天疾病的发生率却明显高于正常宝宝。胎儿在子宫内多待一周，出生体重及器官、系统的成熟度也都随着增加。

而且对孕妇来说，多胎妊娠负担过重，孕妇难以将有限的“资源”均匀分配，这些问题都会直接影响到孕妇的安全。通常，多胎妊娠的妇女早孕反应比较严重，容易出现贫血，因此铁剂的补充很重要。从孕 10 周开始子宫增大速度比单胎快，孕中期后尤其明显。到妊娠晚期，因为子宫过大可导致腰酸背痛、呼吸困难、胃部饱满、进食少、行走不便、下肢静脉曲张、浮肿、痔疮发作等压迫症状。

多胎妊娠孕妇血容量增加比单胎要多，更增加了心脏的负担。同时孕育多个胎儿需要更多的蛋白质、铁、叶酸等，由于妊娠后对叶酸的吸收利用能力减退，往往出现缺铁性贫血。我国自九十年代开始推行孕妇口服叶酸防治神经管畸形，多胎的孕妇更应注重叶酸的补充。

多胎妊娠时，体重的增加也非常重要。你的体重可能比一般孕妇多11～16千克，当然也会与怀几胎有差异。

多胎妊娠的分娩

在处理多胎妊娠时，最主要的目标是尽量把胎儿留在子宫内越久越好，即避免早产。因此要尽量卧床休息，日常活动也可能要被迫中止。如果医生嘱咐你卧床休息，最好遵照执行。

据统计双胎妊娠平均为260日，其中早产占30%；有42%～55%的胎儿体质量在2 500 g以下，10%～15%在1 500 g以下；围生儿死亡率高达10%～15%。由此可见怀孕双胎的风险确实很大。

关于双胎的分娩方式，围绕分娩发动时的孕周及胎先露组合类型颇多争议。从孕龄角度言，目前认为<34周的双胎妊娠以经阴道分娩为宜。从胎先露组合类型考虑，目前普遍赞同：①头一头位双胎，宜阴道分娩，两头碰撞阻碍分娩的可能性极小，除非并发脐带脱垂、前置胎盘、先兆子痫，或胎膜早破、胎儿窘迫、继发子宫收缩乏力，经处理不见好转，否则无剖宫产指征。②其中一胎为胎位不正(横位或臀位)，在无法保证经阴道分娩安全时，亦以剖宫产为妥。

至于三胎或三胎以上多胎妊娠的分娩方式，多数主张选择阴道分娩，由于分娩时易于发生胎盘血流灌注不良及胎盘早期剥离等，应快速结束，仅在有产科并发症时施行剖宫产术。多胎妊娠的分娩原本就具有高危性，因此在分娩前及生产中，都需要给予高度的关注。如需静脉注射，麻醉科医生及小儿科也都必须在一旁待命，准备随时抢救新生儿。

由于子宫的过度膨胀，产后又需要急剧缩小，减少产后出血。通常医生会经由静脉注射催产素，促进子宫收缩、止血，使妈妈不至于失血过多。若发生产后大出血，则需输血和抗感染治疗。

我怀孕32周了，为什么腹部有时候很硬？

子宫有节奏地缩紧、放松会让腹部坚硬同时有轻微的疼痛感。到了孕期的最后三个月，这种收缩就是有目的的了，是对分娩的预演。子宫收缩所导致的阵痛被称为“前阵痛”或“下沉阵痛”，并不十分疼痛。收缩微弱且没有规律，通常只持续几秒，在一个小时内至多有三次。在“前阵痛”中，腹部变硬，有一种拽拉感从背部一直延伸到腿部。

怀孕笔记

怀孕第33周

胎儿的状况

胎儿本周体质量约 2 100 克，头顶到臀部的长度约 30 厘米，身长全长约 43 厘米。胎儿的呼吸系统和消化系统发育已经接近成熟。

33 周的胎儿应当注意头的位置，胎位正常与否直接关系到你是否能够正常分娩。胎儿现在头骨很软，每块头骨之间有空隙，这是为胎儿在生产时头部能够顺利通过阴道做准备。但是胎儿身体其他部位的骨骼已经变得很结实，胎儿的皮肤也不再是又红又皱的了。

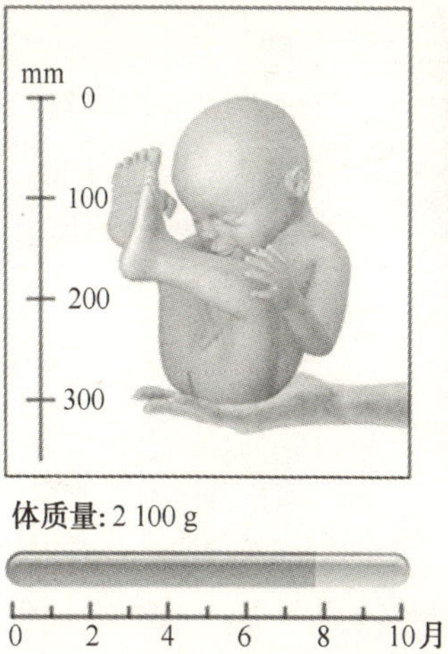

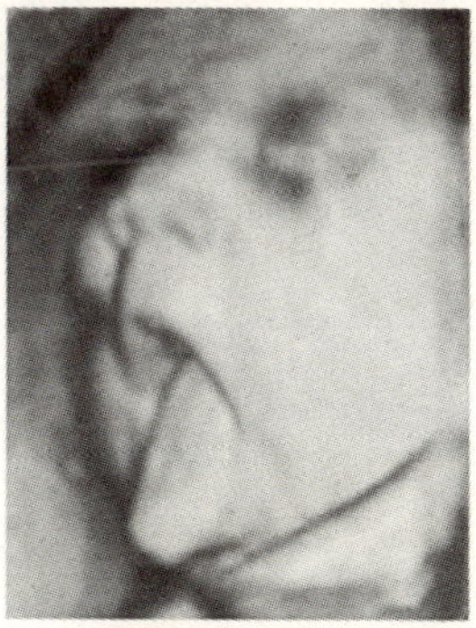

宫内胎儿在打哈欠

图 34-1　怀孕第 33 周的胎儿

孕妇的变化

怀孕33周时，子宫底位于肚脐上约13厘米，距离耻骨联合约33厘米。孕妇体质量约增加了10～12.6千克。33周的时候，如果你是初产妇，有的胎头已经降入骨盆，紧紧地压在子宫颈上；而对于经产妇，胎儿入盆的时间会较晚些。你在此时手脚、腿等都会出现水肿，因此要注意水的摄入量。对于水肿情况严重的孕妇，要及时到医院看医生。

随着孕程进展，体重将持续增加，增加的速度可能比之前任何一段时期都快，因为胎儿即将开始一段快速的体重增加期。你的体重可能每周都会增加250克左右，有时甚至更多。

此时，你应继续摄取适当的食物。由于胎儿持续长大，会压缩胃部空间，少量多餐会让你比较舒服。

孕妇的营养

怀孕期间饮食均衡非常重要，新鲜的水果、蔬菜、乳制品、全麦谷类及蛋白质食物，对胎儿的正常发育及健康都有极大的贡献。你应该慎选食物，怀孕前可以吃的东西，怀孕后不见得适用。

> 体重虽一直增加，但绝对不可节食，也不可以少吃任何一餐。你及腹中的胎儿，都需要健康的饮食来补充所需的热量及营养。

选择食物时，尽可能避免食用有食品添加剂的食物，目前尚未确定这些添加剂是否会对胎儿造成不良影响，不过能免则免。化肥、农药残留的问题也要注意。烹调及准备蔬菜、水果之前，一定要彻底清洗干净、擦干，即使不吃皮也是一样的。

其他须知

胎盘早剥

正常情况下，胎盘在胎儿娩出后才剥离。胎儿娩出前，部分或完全的胎盘与着床部位的子宫壁分离，则称为胎盘早剥。胎盘早剥发生的时间不同，对胎儿造成的危险也不尽相同。如果胎盘早剥发生在分娩时，对胎儿不会造成太大的伤害；如果剥离发生在妊娠期间，就是严重而危险的事了。

造成胎盘早剥的原因至今仍不明确，但下列属危险因素

- 孕妇受外力撞击(如车祸)。
- 脐带太短。
- 宫腔压力的急剧变化(如胎膜早破、宫缩过强)。
- 子痫前期。
- 高龄产妇。
- 子宫因素(如子宫壁部分组织粘连，使胎盘无法顺利着床。子宫肌瘤挖除术后)。
- 多胎妊娠。

根据研究显示，叶酸缺乏对于造成胎盘早剥，也扮演着极重要的角色。有学者认为孕妇抽烟及饮酒，也容易造成胎盘早剥。

胎盘早剥症状为突然发生的持续性腹痛或腰酸，阴道可能仅有少量流血或完全没有流血，其程度因剥离面积大小及胎盘后积血多少而异，积血越多疼痛越剧烈。

由于胎儿与母亲之间的循环完全依靠胎盘。因此，胎盘如果与子宫剥离，胎儿就无法从脐带得到血液。胎盘剥离因血液大量迅速流失，就容易发生孕妇休克。还有一种严重的情况是出现血管内凝血，即形成大量的血液凝块，所造成的后遗症很严重。而在凝血因子耗尽之后，反而会造成血流不止的情形。

终止妊娠的方法应根据孕产次数、胎盘剥离的严重程度、胎儿宫内的状况以及宫颈成熟和宫颈口大小等情况而定。如果孕妇一般情况好，宫颈已成熟，宫口开大，估计在短时间内能够娩出胎儿，可以经阴道试产。必须用胎心监护仪进行持续监护，以便及早发现胎儿的异常情况。

对重型胎盘早剥，估计不能在短时期结束分娩者；尽管轻型胎盘早剥，但有胎儿窘迫，急需抢救胎儿；重型胎盘早剥，虽然胎儿已经死亡，但孕妇病情十分严重，不能在短时间结束分娩者；经阴道试产，破膜后没有进展者，均应及时施行剖宫产手术。

超声波检查对于胎盘早剥的诊断有很大的价值，但临床诊断率约

25%。这是因为当胎盘位于子宫后侧或早期剥离时，超声波检查就无法看得清楚。

在怀孕的中、晚期间，胎盘早剥是最严重的问题之一。因此，如果你伴有上述任何一种危险因素，并有症状，请立刻去看医生。

胎膜破裂

怎样才能知道破水了呢？当胎膜破裂时，不会只涌出一股水就告停止。通常在一股羊水涌出后，就会不停而持续的流出少量羊水。羊水通常清澈如水，但偶尔也可能带点血色或呈现黄色或绿色。

妊娠晚期的性生活是引起胎膜早破的重要原因，应引起准妈妈、准爸爸的注意。

目前认为胎膜破裂与以下因素有关

性生活。妊娠晚期，子宫的敏感性增加，外界的刺激（如性生活的机械性刺激）容易诱发子宫收缩；精液中含有前列腺素，也会激发子宫收缩。

生殖道炎症。阴道炎、宫颈炎容易引起胎膜感染，导致胎膜破裂。引起胎膜感染的病原体较复杂，有细菌、支原体和衣原体等，尤其是支原体和衣原体感染常常没有明显的症状，不易为孕妇发现。

胎位不正。多胎、羊水过多孕妇，由于羊膜腔内压力过高，容易发生胎膜早破。臀位、横位及头盆不称的孕妇，可因羊膜腔内压力不均而发生胎膜早破。

营养不合理。孕妇饮食中，缺乏维生素C，缺乏铜、锌等微量元素，致使胎膜变脆，缺乏弹性，容易引发胎膜早破。

其他因素。剧烈咳嗽、便秘及提拿较重物体等因素，可导致孕妇的腹压骤增，也易促发胎膜早破。

医生可以通过下面最常用的方法来诊断是否破水

(1) 石蕊试纸检验。因为羊水能让石蕊试纸变色，因此可以通过石蕊试纸接触羊水，观察石蕊试纸的颜色是否变化来判断是否发生胎膜破裂。但这种方法也有误差，如血液也能让试纸变色。因此，有时虽没有破水，但少许血液也会让试纸变色。

(2) 羊齿结晶试验（ferningtest）。该方法是用棉棒沾取羊水或阴道后方液体，将之涂抹在玻片上，然后放在显微镜底下观察。羊齿结晶试验的检查，比石蕊试纸更可靠。

(3) 类胰岛素因子测定试验。该方法是通过对妊娠12周以上孕妇的宫颈分泌物进行磷酸化胰岛素样生长因子结合蛋白-1(IGFBP-1)检测。此方法的敏感性、阴性预测值和精确度均显著高于羊齿结晶试验和石蕊试纸检验，能检测出临床尚未发觉的微小破膜，大大降低母婴疾病的发生率。

破水了怎么办？

羊膜在怀孕的任何期间都可能破裂，并非只有在即将分娩时才会破水。如果你觉得已经破水了，赶快去医院。破水后不可有性行为，因为性交可能将细菌带入产道而进入子宫，进而危害到腹中的胎儿。

怀孕笔记

怀孕第34周

胎儿的状况

本周，胎儿头顶到臀部的距离约32厘米，身长约44厘米，体质量2 250克左右。胎儿现在开始变胖，显得圆圆的。胎儿的皮下脂肪形成后可在胎儿出生后调节体温。同时胎儿也在为分娩做准备了，胎儿的头转向下方，头部进入骨盆。

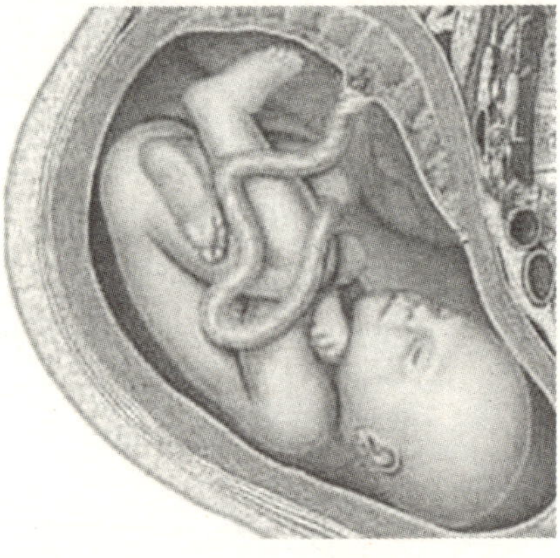

图35-1　怀孕第34周的胎儿

孕妇的变化

怀孕34周时，子宫底位于肚脐上约14厘米，距离耻骨联合约34厘米。

你的测量结果，可能跟你的朋友同时期的结果不一样，这并没有什么关系，重要的是你的体重及子宫的成长速度是否在合理范围内。你的体重及子宫的成长速度,是评估胎儿成长是否正常的指标之一。

34 周的时候,即将做妈妈的你要开始和宝宝讲话了,也许你会觉得这有些可笑,但是事实证明这会很有效。在和宝宝谈话的时候尽量用小孩子的声音和他(她)交流,你的声音更加能够引起宝宝的注意和兴趣。

这时候的医生会对胎位特别地关注,因为胎位正确与否关系到孕妇能否正常分娩。

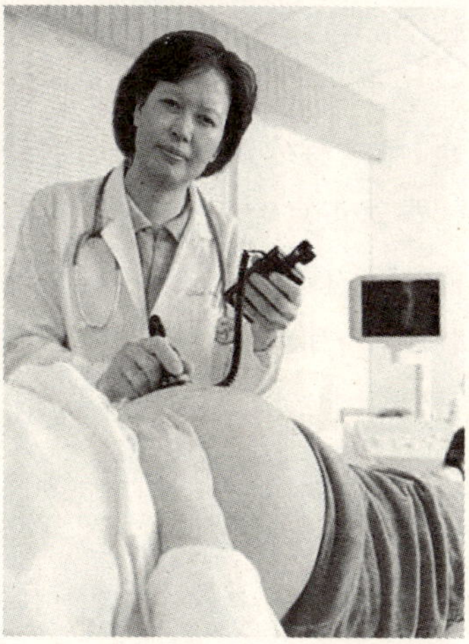

图 35-2　医生在听胎心

孕妇的营养

如果在怀孕期间检查胆固醇数值,既浪费时间又浪费金钱,而且增加准妈妈的精神负担。怀孕后,激素的改变、胎儿营养和代谢的需要,胆固醇数值一定会升高。所以,最好等到生完孩子或停止哺喂母乳以后,再来检查胆固醇。

当你想吃点心时,你可能不会考虑烤马铃薯。事实上,烤马铃薯是最好的点心,因为富含蛋白质、纤维质、钙质、铁质、维生素 B 及维生素 C。你可以一次烤几个,放凉后收进冰箱,饿的时候再热来吃。西兰花也含有丰富的维生素,你可以在吃烤马铃薯时,加一点西兰花,再加上原味优酪或脱脂酸奶,可增加烤马铃薯的风味。

化验与检查

例行检查包括基本测量(血压、体重、宫高、腹围、胎位、胎心、胎头入盆情况)和观察孕妇水肿情况。

其他须知

假性宫缩和假临产

当胎儿发育完成,妊娠即将结束,进入临产时,子宫会开始收缩,让胎儿缓缓从子宫颈下降。在子宫颈开两指以后,子宫收缩的频率及强度会越来越增加，也就会越来越密、越来越痛，大约3～5分钟收缩一次，每次持续30～40秒。在接近子宫口全开的时候，子宫收缩可密集到1～2分钟收缩一次，每次持续45～60秒，这是临产后的宫缩。

与真正宫缩相比，假性宫缩是一种无痛、非周期性的收缩。通常，这种无痛、不规律收缩常出现在怀孕早期和在分娩前2～3周。它的现象是持续时间短、间歇时间长，且不规律，宫缩强度不增加。这种只引起轻微胀痛的不舒服宫缩，通常仅局限于下腹部等身体部位。假性子宫收缩跟假临产一样，都不是真正分娩的征兆。

在真正开始分娩之前，常会出现假临产。假临产的收缩有时强度会增强，也可能会10～20分钟中有规则的出现一次收缩。假临产的收缩会造成孕妇疼痛不适，但持续一阵子后，疼痛的强度及频率会改善。有些孕妇假临产的收缩也可能非常疼痛，甚至可能转变为真正的分娩。

多数假临产的收缩都没有规律性，持续时间也不长，一般不超过45秒。这种因收缩造成的不舒服，可能会出现下腹部或背部等身体部位。真正开始分娩时，子宫收缩造成的疼痛会从子宫顶端开始到整个子宫、子宫下段，甚至骨盆腔。

大多数假性分娩的收缩都没有规律性，持续的时间也不长，一般不超过45秒。

假临产常出现在怀孕后期，常见于怀孕多次及产过多个宝宝的经产妇。假性分娩来得快去得也快，对胎儿没有影响。孕妇长时间用同一个姿势站或坐，尤其在感觉疲劳或兴奋时，更易出现这种现象。所以，当你开始感到腹部有阵痛收缩时，可以记下两次宫缩的间隔时间，如果间隔时间很长，约10～20分钟一次，或是稍微走动、休息后情况就会改善，通常是假临产，可以先待在家中休息并观察宫缩的发展，并不需急于到医院。但这常使产妇不确定是否即将分娩而焦虑不已，造成精神紧张，并且疼痛得难以歇息。对于初产妇可以参加些医院或社区组织的“产前妈妈课堂”及分娩课程，多了解些分娩相关的内容，这会让你心里踏实些。

见红

在分娩前24～48小时，做完阴道内诊或在开始分娩及子宫收缩时，阴道也许会流出少量红色或暗红色液体，就叫做见红，是由于子宫下段与子宫颈发生扩张，附近的胎膜与子宫壁发生分离，毛细血管破裂出血，与子宫颈里的黏液混合而形成带血的黏液性分泌物，为临产前的一个比较可靠的征象。见红也可能出现于子宫颈开始扩张及伸展时。如果出血量很大或你觉得焦虑，超过月经量，不应认为是分娩先兆，而要想到有无妊娠晚期出血性疾病，如前置胎盘、胎盘早剥等疾病。请立刻去看医生。

开始分娩时，除了见红以外，还会排出一些黏液状物，这些黏液状物与羊膜破裂时流出的羊水完全不同。不过，排出黏液状物并不表示即将要分娩，也不见得就会在几个小时内开始分娩。排出黏液状物，并不会对你或胎儿造成任何伤害。

胎头入盆了吗

在分娩前几周或开始分娩时，你可能会注意到腹部发生变化。医生检查时，从耻骨联合开始量到子宫底部的高度，可能会比先前产检的测量结果短。这是因为胎头开始下降进入产道的缘故。此时羊膜虽然没有破，羊水也没有流失，但羊水的量减少了，因此会让你有如释重负的感觉。

随着胎头下降，虽然有了轻松的感觉，但还是可能有些不舒服。因为胎头下降使上腹部空间变大，肺脏有较大的扩张空间，呼吸会比较轻松自在。但胎儿下降后，会对骨盆腔、膀胱及直肠造成更大的压力，反而会让你有腹部往下坠或不舒服的感觉。

产检时，医生可能会告诉你，胎儿还没进入骨盆腔或胎儿还太高，这表示胎儿还没有下降进入产道。不过，这种情况随时都会改变。如果你听到医生说，胎儿还在“漂浮”，是指胎儿身体的某个部位虽然进入产道，但是位置还太高，还未固定的意思。

当医生做内诊检查时，胎儿还可能会回弹出产道或离开医生的手指。

分娩

开始分娩时会发生什么事？该怎么办？什么原因会促使分娩？身为孕妇的你，这些都是很重要的问题。

关于这些问题，并没有很好的答案。促使分娩开始的真正原因并不清楚，各家理论及学说也都不相同。有一派认为是母体及胎儿产生的激素促使分娩开始，即可能是胎儿产生了某种激素，促使子宫开始收缩。

分娩是指子宫颈开始扩张、伸展。开始分娩通常是因为子宫内的肌肉开始紧绷、收缩，将胎儿推挤出去。当子宫将胎儿推挤出去时，子宫颈就会开始伸展张开。子宫开始觉得紧绷、收缩或开始出现收缩痛，严格说起来都还不算真正分娩，一定要等到子宫颈也产生变化，才算分娩。

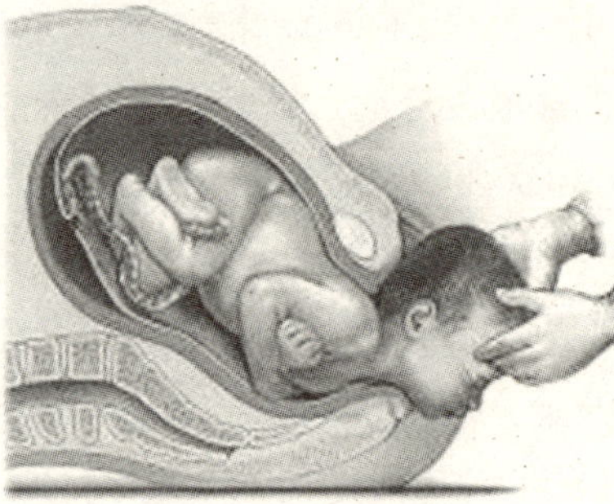

图 35-3　**胎头娩出**

子宫收缩时间的计算方式，多数医护人员指导时，都会教导孕妇计算子宫收缩的时间及频率，时间的算法是从子宫开始收缩计算到收缩停止为止。频率是从收缩结束时计算到下一次收缩开始为止。

分娩时需要做会阴切开术吗

胎儿头进入阴道时，其力量容易撕裂阴道及产道。被胎头撑裂的伤口比较不规则，且可能会撕裂到膀胱、大血管，甚至直接撕裂到直肠，伤口的组织会呈现支离破碎，愈合也较差。

会阴切开术是指分娩时，预先在阴道到直肠间切开一道切口，以避免胎头经过产道时，过度撕裂阴道及会阴。做会阴切开时，伤口比较干净、笔直且容易控制，愈合的过程也较佳。会阴切开切口，可以直接切在中线或偏旁的位置。

如果分娩时需要使用胎头吸引器或产钳，就一定要先做会阴切开，才能将这些器具放到胎头处。胎儿娩出后，每一层切口都必须使用可吸收的缝线分层缝合，伤口愈合以后，不需要移除线头或拆线。

> 对准爸爸说：
> 你的家对宝宝来说是否安全？家中的环境，包括宠物、家具、窗帘、家具覆盖物及其他可能会对小婴儿造成伤害的东西，须确认是否都已经安置好或处理好了。

胎儿出生后，整个生产经验中最痛苦的，大概就是会阴切开后的伤口疼痛了。在伤口愈合的过程中，会有一段时间（大概一周左右）很不舒服。

怀孕笔记

怀孕第35周

胎儿的状况

胎儿现在的体质量约 2 550 克，头顶到臀部的长度约 33 厘米，身长全长约 45 厘米。胎儿的皮下脂肪继续积累为分娩做准备，胎儿的头转向下方，头部进入骨盆。除此之外，胎儿的两个肾脏已经发育完全，肝脏也可以自行代谢一些东西了。35 周的胎儿指甲长长了，有的可能会超过指尖。

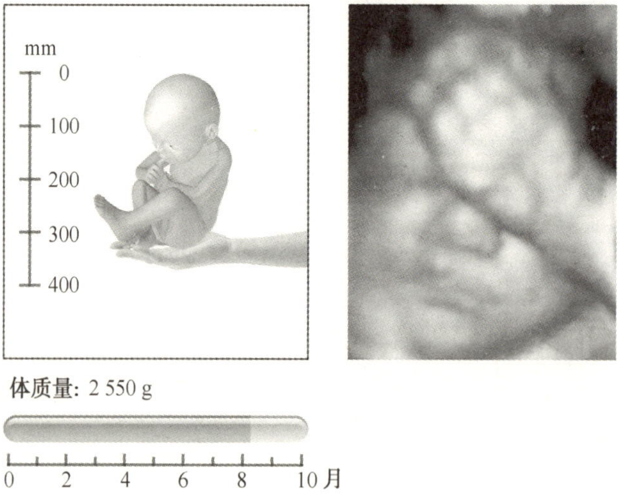

图 36-1　怀孕第 35 周的胎儿

孕妇的变化

从肚脐量起子宫底部高度约 15 厘米，从耻骨联合处量起约 35 厘米。本周，你的体质量已经增加了 11～13 千克。胎儿在你腹中活动时，自己可以看到胎儿手脚、肘部在腹部突显的样子，这是因为子宫壁和腹壁已经变得很薄的缘故。由此可以知道，光亮照进腹部的时候，胎儿会开始活动，到了晚上的时候，胎儿也会休息，逐渐地建立起了胎儿的每日活动周期。

从 35 周开始，由于胎动开始减少了，孕妇要向医生学习如何测胎心和胎动。医生可以通过腹部检查和超声波测量出胎儿的体重，不过在未来的几周中胎儿的体重还会发生变化的。同时孕妇在这几周中身体会越来越沉重，因此要注意小心活动，避免长时间站立等。

到了怀孕后期，越接近分娩，孕妇及伴侣可能也会变得更焦虑，尤其是孕妇，莫名的情绪起伏也许更大。例如，你可能变得容易烦躁不安，也容易让夫妻关系更加紧绷。你所焦虑的，可能只是鸡毛蒜皮的事。当然也可能是预产期将至，使你更担心宝宝的健康。你也可能担心不能顺利平安度过生产的过程，你当然也可能开始担心自己不能成为好妈妈，或无法正确抚育宝宝等。

怀孕时出现的情绪变化都是正常的，并非只有你会如此，所有孕妇及其配偶也都有同样的忧虑。

你可以将忧虑与最亲密的伴侣讨论，让他知道你的感受。你可能会惊讶，另一半也同样担心你、担心宝宝，也担心在你生产时，他应该扮演什么样的角色等。借着讨论及抒发，配偶也比较容易了解你的感受，并且包容你的情绪起伏。

了解情绪起伏是必然现象以后，你就可以安然接受，不必担心。你也可以请配偶、医生及护理人员协助，让你了解什么情况才算是正常，并教你处理情绪起伏的方法。

孕妇的营养

为了适应胎儿发育的需求，其身体持续需要大量的维生素及矿物质。如果你选择喂母乳，维生素及矿物质的需求量会更大。表 36-1 列出怀孕期及哺乳期，每天所需的维生素及矿物质的量。

表 36-1　怀孕期及哺乳期所需营养素矿物质的量

维生素及矿物质	怀孕期	哺乳期
维生素 A	800 微克	1 300 微克
维生素 B1(硫胺素)	1.5 毫克	1.6 毫克
维生素 B2(核黄素)	1.6 毫克	1.8 毫克
维生素 B3(烟草酸)	17 毫克	20 毫克
维生素 B6	2.2 毫克	2.2 毫克
维生素 B12	2.2 微克	2.6 微克
维生素 C	70 毫克	95 毫克
钙	1 200 毫克	1 200 毫克
维生素 D	10 微克	10 微克
维生素 E	10 毫克	12 毫克
叶酸(维生素 B9)	400 微克	280 微克
铁	30 毫克	15 毫克
镁	320 毫克	355 毫克
磷	1 200 毫克	1 200 毫克
锌	15 毫克	19 毫克

其他须知

预测胎儿体重准不准

胎宝宝在准妈妈肚子里“安营扎寨”，我们看不到他，想必你一定很好奇：医生是如何来预测胎儿体重的呢？预测得准不准呢？

医生预测的方法可分为临床测量和超声测量两种。每个准妈妈都要定期到医院进行常规检查。包括测量腹围、宫高、体重、血压等，你可不要小看这些检查项目哦！这些检查项目虽然看似简单，但正是这些生理指标的动态变化，反映出胎儿及母体的健康状态。如果准妈妈的体重没有随孕周相应增加，或者增加过多，或腹围、宫高增加过少或过多，都会引起医生的注意，然后及时排除可能存在的异常。

在产检时，你经常会看到宫高这个检查项目。一般来说，宫高的增长可以较准确地预测胎儿的体重增长情况。宫高是指耻骨联合上缘至子宫底最高点的距离，表示子宫的长径，脐水平的腹围代表子宫横径及前后径。这三个径线综合起来，能较准确地反映子宫大小，是产科检查中简便又可靠的方法。在孕 20～42 周，宫高每周平均增加 0.7 厘米，34 周前增长较明显，每周增加约 0.94 厘米。34～38 周增长减慢，约 0.66 厘米/周，38 周以后几乎没有明显增加。

由于受到孕妇腹壁脂肪厚度、羊水量、胎头入盆深度等因素的影响，根据孕妇的宫高、腹围等估计胎儿体重的方法，其准确性往往不及超声测量法高。虽然这一指标是粗略的，但准妈妈也可以从检查记录中看到胎儿发育的情况。

如果在常规产检中发现异常，将进一步进行超声检查。即使产检正常，医生也会定期对胎儿进行超声检查，以便对胎儿进行较为准确的预测。目前常用的体重预测是通过对胎儿一项或多项径线的测量，利用数理回归法所得的计算式来估计胎儿体重。目前常用到的指标有双顶径、股骨长、腹围、头围等。由于使用上述任何单个指标都不能对胎儿体重进行准确地预测，因此，人们设计了数个数理回归方程，将上述指标进行合理计算再来进行预测。即使如此，使用超声波检查估算胎儿的重量，会因为照射的方位不同而产生误差。利用超声波预估胎儿体重大约有 15%以内的误差。

虽然预测符合率不是很高，但医生预测胎儿体重还是有很大的意义哦！它主要是在孕期指导孕妇合理营养，使胎儿正常生长；在孕末期通过预测胎儿体重，对分娩方式的选择进行指导。

胎儿能否通过产道

即使凭经验或利用超声波估算胎儿体重，医生还是无法明确告诉你：胎儿会不会太大？你会不会难产？需不需要剖腹产？这些情况，通常都要等到临产才会知道，胎儿是否能通过狭窄的骨盆及产道，也必须到分娩时才见分晓。

评估胎儿能否顺利通过产道，一定要等到开始分娩才见分晓。

有些孕妇看起来身材中等甚至可说高大，却无法让一个不足 3 000 克的胎儿顺利通过产道。但也有些孕妇个头虽然娇小，却能不费力地生下 4 000 克，甚至更大的胎儿。评估胎儿能否顺利通过产道，一定要等到开始分娩才见分晓。

胎儿能否顺利通过产道，除产力和产道因素外，还取决于胎儿大小、胎位及有无畸形。

产力：指子宫收缩力，最初是每隔 20～30 分钟出现一次，逐渐缩短到每次间隔 10 分钟、5 分钟甚至每隔 1～2 分钟就出现一次，宫缩持续时间由最初持续 20 秒增加到 40 秒甚至 1 分钟。如果宫缩力太强，产程过短会造成产道裂伤；如果产程过长，说明子宫收缩不佳或胎儿和骨盆不匹配，应及时处理，必要时做剖腹产。

产道：是胎儿娩出的通道，分为骨产道与软产道两部分。

胎位：在妊娠 32 周以后，由于胎儿生长快，羊水相对少，胎儿的位置相对恒定。什么是正常胎位呢？产道是一个纵行、长而且弯的管道，如果胎儿身体的纵轴和母体互相平行，叫纵产式。最先进入骨盆入口的胎儿部分，叫先露。如果纵产式的胎儿头在下方，臀在上方，就是头为先露，这样的胎位叫头位。

胎儿大小：如果胎儿过大或过熟时，则可因胎头与母体骨盆不合比例而引起分娩困难。过熟的胎儿颅骨较硬，肩较宽厚，亦易发生娩出困难。

胎儿发育异常：畸形胎儿因身体的某一部分特殊，可发生分娩困难。

准备生产

到了本周，你可能对即将临盆开始有点紧张了。什么时候该到医院？什么时候该通知医生？你可以在产检时，将这些疑虑请教医生，他会告诉你，哪些征兆出现时就该到医院待产了。此外，产前妈妈课堂也会告诉你，开始分娩时会出现哪些征兆，什么时候该到医院待产。

你可以请教医生，了解真正开始分娩时的宫缩情形。分娩时的宫缩通常都有规律性，子宫收缩持续的时间及收缩强度会渐渐增加。开始分娩时，你会很容易注意到子宫收缩的规律，并应开始记录：多久收缩一次，收缩持续时间多长。

开始分娩之前，也可能会先破水。破水很容易辨认，通常是先涌出一股液体，然后有羊水持续不断地流出。

在孕期最后几周，最好先把要带到医院的病例、证件、必需用品及衣物等打包好，以便一拿就走，而不至于人到了医院，才发现遗漏了东西。

你也应该与伴侣确认，当你开始分娩或必须立刻到医院时，如何与他联络。有时候，可能需要他来协助你计算子宫收缩的时间或给予其他必要的协助。因此，手机应随身携带。

如果你有多余的时间，不妨先到医院的产科病房走走，熟悉医院的设备及位置，并了解该做哪些准备。

如何区分真的阵痛和假信号？

有一种简单的测试方法：躺在水温不要过高的浴盆里，“准备式”阵痛会在水中停止，而真正的分娩阵痛则会变得更强烈。由于这个测试应该在临近预产期的时间做，因此，能够准确地区分是否真的阵痛来临了。在医院，助产士和医生还会在这个时候，通过检查子宫收缩是否发生了变化来确定胎儿是否准备好了出来。

早破水对胎儿会有危险吗？

对足月儿要看破水时的周数和原因而定。若破水时妊娠已超过37～38周，已可算是足月儿，若无明显感染症状如发烧、胎心加速、白血球升高等情况，自然情况下90%的孕妇会在24小时内发生阵痛，高达90%的胎儿会在两天内出生。

若未满36周或更早的胎儿，则要考虑到早产所产生的问题，此时容易会对胎儿造成危险。若有感染的情形，可立即用抗生素治疗，但有时早产造成的危险比感染还严重。

另一种情况比较危急的情况是已生过宝宝的经产妇，有时破水并宫口已开，脐带若随着羊水往外流出，会造成脐带脱出，会使胎儿血流受阻，造成胎儿窘迫，这非常危险，所幸这样的情况并不常见。

若有感染怎么办？

感染会造成破水，也有可能是破水后继发的感染。若是已知有感染了，需要做细菌培养，并积极引产或实行剖腹产。但若是在很早期的破水，如 34 周以前，也许胎儿的成熟度还差，必须安胎治疗。此时，最好给予抗生素做预防性的治疗，以免破水太久发生感染。

早破水和孕妇体质有关吗？

早期破水与孕妇的体质关联性不明。但对曾有早期破水的孕妇要提高警觉，若已知自己属高危妊娠，如多胞胎、胎位不正、羊水多、易感染等，更应多加小心注意。

怀孕笔记

怀孕第36周

胎儿的状况

本周胎儿身长 45～46 厘米，头顶到臀部的长度约 34 厘米，体质量约2 500 克。

此时胎儿通过脐带吸收营养和排泄废物。皮肤为玫瑰色，指(趾)甲已达指(趾)尖，能啼哭，也能吮吸。全身浑圆，脂肪增多，此时出生，存活率较高。脂肪沉积在胎儿皮肤表层下面，不仅有助于胎儿保持均衡的体温，还能“燃烧”转化为能量。胎儿缓慢生长，也许是为出生过程储存能量。随着脂肪的不断储存，胎儿四肢的手肘和膝盖处开始凹进去，在手腕和颈部四周形成皱褶。胎儿的牙床出现牙脊，粗看之下，好像牙齿要冒出来了。到宝宝出生的那一刻，胎盘的重量是宝宝体重的 1/6。胎儿身体的脂肪比例将稳定在 15%左右。这层保护性的脂肪垫在胎儿出生后可替他保暖。胎儿的握持力越来越大。现在胎儿已落入骨盆，它会随时准备出生。

怀孕 34 周以前，无法由检验中得知胎儿的肺脏是否发育完全，必须要等到怀孕 34 周以后，羊水中的两种因子比率才会有明显的变化，它们是：卵磷脂值上升，脂值下降。由这两项数值的比率，就能清楚看出，胎儿肺脏是否已发育完成。

孕妇的变化

从耻骨联合处量到子宫底部约 36 厘米，从肚脐量到子宫底部约 14 厘米。

你可能会觉得，肚子被塞得满满的。胎儿日渐成长，子宫也在数周内迅速长大。本周你可能会觉得，子宫已经长到肋骨下方了(图 37-1)。因此，你会感到下腹部坠胀，这主要是由于胎儿在你的子宫中的位置逐渐下降的缘故。胎儿位置的下降，会使准妈妈前一阵子的呼吸困难和胃部不适等症状开始缓解。但是随着体重的增加，你的行动越来越不方便，有时甚至会时时有胎儿要出来的感觉，此外有的准妈妈还会经常有尿意。这些都是正常现象，不必担心。

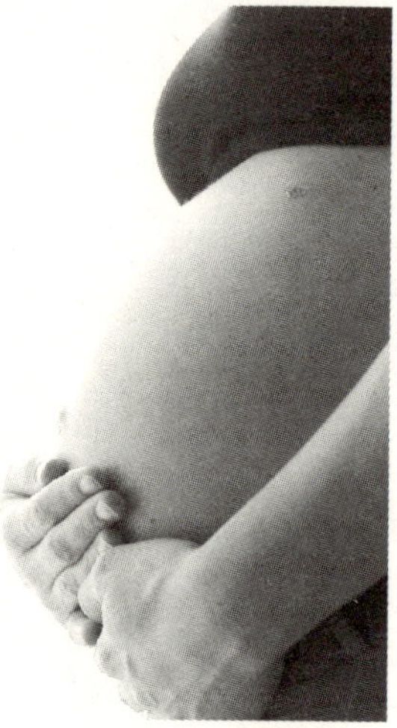

图 37-1　怀孕第 36 周的孕妇

此刻距离预产期，只剩四五个礼拜了，因此，很容易对分娩产生焦虑。不过，并不需要求医生催生。孕妇体质量到现在大概已经增加了 11～13.5 千克。你会发现，从现在开始，每次产检时，体重大概就一直维持在同样的数值。

此时是胎儿周围羊水量较多的时候，后续几周胎儿仍会继续成长，但你的身体会吸收部分羊水，使羊水量减少，胎儿活动的空间也随之减少。你可能也会注意到，胎动的感觉有些改变，有些孕妇会觉得，胎动的程度不如以往明显，这是正常现象，不必惊慌。

孕妇的营养

怀孕期间孕妇多吃鱼对健康极有助益，因为鱼油中含有 Omega-3 脂肪酸。Omega-3 脂肪酸可以预防高血压及子痫前期，对胎儿的大脑发育也有很大的帮助。鱼油不要摄取过量，一天不要超过 2.4 毫克。鲑鱼、青鱼都含有丰富的鱼油。

有研究指出，孕妇怀孕期间摄取各种鱼类，怀孕时间会较长，产下的胎儿体重也较重。因为胎儿待在子宫的时间越长，分娩时的健康状况越佳。

将产检及住院所需的病历、证件及日常用品打包好，医保卡、身份证或其他事先填好相关资料也要放好，临产时可以直接拿了就去医院。

许多鱼类都含有丰富的必需营养素、维生素及矿物质，大多数都是低脂且富含维生素 B、铜、铁、硒及锌。下文所列的鱼、贝类，怀孕期间你可以多吃。如果不想摄取太多热量，可以改用烤或蒸的方式，最好不要油煎。它们是：

鲑鱼、蛤俐、鳕鱼、螃蟹、比目鱼、淡水鲈鱼、黑线鳕鱼、龙虾、牡蛎、蚝、太平洋大比目鱼、扇贝、虾。

化验与检查

36 周的常规检查项目：血尿常规、肝肾功能、胆酸、雌三醇、抗体效价、超声波检查。

从 36 周开始，孕妇要每周做一次产前检查。由于胎动开始减少了，你要向医生学习如何测胎心和胎动。医生可以通过超声波测量出胎儿的体重，不过在未来的几周中，胎儿的体重还会发生变化。

其他须知

剖宫产和再次妊娠

如果你曾经剖宫产，这一胎会不会想自然产？在和医生讨论做最后决定之前，最好先衡量剖宫产及自然产的利弊，以及何者对你及胎儿最有利。某些情况不容选择，某些情形则可以先自然产，如果有困难，再立刻改为剖宫产。

对剖宫产孕妇来说，如果前次手术指征已不存在，且为子宫下段横切口剖宫产，此次阴道试产成功的机会应和正常孕妇相似。由于前次手术指征不同，此次阴道分娩的机会也不尽相同。从试产结果中可以看出前次指征为臀位者本次阴道试产成功的机会最大，其他则相差不多。但在滞产且证实有头盆不称者，本次阴道试产成功的机会明显低于其他类型。

剖宫产后再次妊娠孕妇阴道试产适应征为：

- 骨盆无畸形，无明显狭窄，胎头必须入盆；
- 前次剖宫产的适应征状况不存在，也无新的剖宫产适应征出现；
- 前次剖宫产为子宫下段横切口；
- 前次剖宫产后无发热或感染等异常；

- 软产道不硬韧，无肿瘤阻塞；
- 子宫形状无异常，子宫下段无压痛，确知子宫下段愈合良好(行B超检查，子宫前壁完整，无缺损，疤痕部位厚达0.2～0.4cm，见不到过度变薄区，可以判定原疤痕愈合良好)；
- 无其他不适于阴道分娩的内外科合并症存在；
- 有随时剖宫产及输血的条件和抢救母儿生命的人员配备。

剖宫产后再次妊娠孕妇阴道试产禁忌征为：

- 前次剖宫产为古典式或T型切口；
- 目前仍有明确的产科手术指征；
- 有不适于阴道分娩的内外科合并症存在。

如果曾经剖宫产，这一胎想要尝试自然产，最好早点告诉医生，以便及早计划及准备。想尝试让这一胎自然生产，除了上述阴道试产禁忌证，你需要知道下列情况：

- 由于前一胎为剖宫产，因此这一胎的分娩速度会如同一般的第一胎一样，产程较长，不是一般的第二胎以上的速度。
- 大约有三百分之一的机率发生产程中子宫破裂，可危及胎儿生命，同时也要抢救孕妇。

剖宫产的利与弊

很多人都认为与千辛万苦自己生比起来，剖宫产只经历一个小小的刀口，是一种既快捷又轻松、恢复得又快的分娩方式。于是，无论自己的情况如何，也毅然决然地在剖宫产手术通知单上签上了“同意”两个字。

人们对剖宫产了解的并不多，只知道它是一种帮助孕妇分娩的手术。随着科学技术的不断进步，麻醉技术的不断提高，这种手术的刀口越来越小，痛苦也越来越少。而现在的人们生活水平提高了，手术费用已经很少被列入考虑的范畴，况且很多人不会再要第二个孩子，于是越来越多的人开始主动要求进行剖宫产。她们的理由有很多：剖宫产可以让宝宝避免经过产道的挤压，这样宝宝会更聪明；自然分娩，宝宝经过产道，会把阴道撑得很松弛，不宜恢复，会影响膀胱的功能和将来二人世界的和谐；阵痛的感觉太可怕了,认人受不了。

但剖宫产是手术产,一般来说,不建议健康的、没有任何医学指征的孕妇选择剖宫产。与正常的阴道分娩相比,剖宫产并发症多、手术期间出血量多、手术后易发生感染、恢复也没有自然的阴道分娩那么快。通常自然分娩 2 天后即可出院,剖宫产 6～7 天伤口才能愈合。选择剖宫产生下的宝宝,因为没有经过产道挤压的过程,并发症会比自然分娩的宝宝高。至于生产会影响到将来的夫妻生活这样的问题,不论是剖宫产还是自然分娩,发生的概率是一样的。

但下列情况需做剖宫产:孕妇骨盆狭窄或畸形;胎儿过大,孕妇的骨盆无法容纳胎头;分娩过程中,胎儿出现宫内缺氧,短时间内无法顺利娩出;孕妇患有严重的妊娠高血压综合征,无法承受自然的分娩;高龄初产;胎儿特别珍贵等。

一般来说,医生会按照孕妇的身体情况和是否存在剖宫产指征来决定。原则上没有医学指征最好不要选择剖宫产。根据妊娠的周数和有无产科其他的合并症,由医生来决定手术的时间。

如果选择剖宫产需要如下准备:实施剖宫产前一天晚饭后就不要再吃东西了。手术前 6～8 小时也不要再喝水,以免麻醉后呕吐,引起误吸。手术前注意保持身体健康,最好不要患上呼吸道感染等发热的疾病。

产后出血

分娩时多少会失血,这是正常的,但如果出血量多或止血困难,就是件非常严重的事了。在胎儿出生后 24 小时内,如果出血量超过 500 mL,称为产后出血。

发生产后出血的原因有很多。子宫收缩乏力,不能有效关闭胎盘附着部位子宫壁血窦而致流血过多是产后出血的主要原因。子宫肌壁过度膨胀,如羊水过多、多胎妊娠、巨大儿;子宫发育不良或有手术瘢痕;胎盘因素影响子宫缩复,如前置胎盘、胎盘早期剥离、精神紧张、使用镇静剂过多或深度麻醉等均可引起子宫收缩乏力。

对准爸爸说:
可以开始整理住院生产要用的东西了。你可以收拾日用品及杂志、医疗保险资料、电话号码、换洗衣物、睡衣、照相机、点心、电话卡、手机及钱。

分娩时阴道及子宫颈发生严重的撕裂伤也是常见的原因。妊娠时软产道血管丰富而充血，分娩时若发生软产道撕裂伤，失血量可以很大，特别是当裂伤涉及阴道上部、宫颈及子宫时，止血往往较困难，常见于急产、巨大胎儿、产科手术：如产钳手转胎头等；或者会阴本身的弹性及伸展性差。

胎盘组织残留也会造成子宫大量出血，包括胎盘剥离不全、胎盘剥离后滞留、胎盘嵌顿、胎盘粘连、胎盘植入、胎盘和（或）胎膜残留。

血液凝固的机制如果有问题，也会造成出血，为产后出血较少见的原因。如血液病（血小板减少症，白血症，凝血因子Ⅶ、Ⅷ减少，再生障碍性贫血等）多在孕前已存在，为妊娠禁忌。重症肝炎、宫内死胎滞留过久、胎盘早剥、重度妊高征和羊水栓塞等，皆可影响凝血或致弥漫性血管内凝血，引起血凝障碍、产后流血不凝，不易止血。

怀孕笔记

怀孕第37周

胎儿的状况

胎儿现在体质量超过 2 750 克，头顶到臀部的长度约 35 厘米，身体全长约 47 厘米。

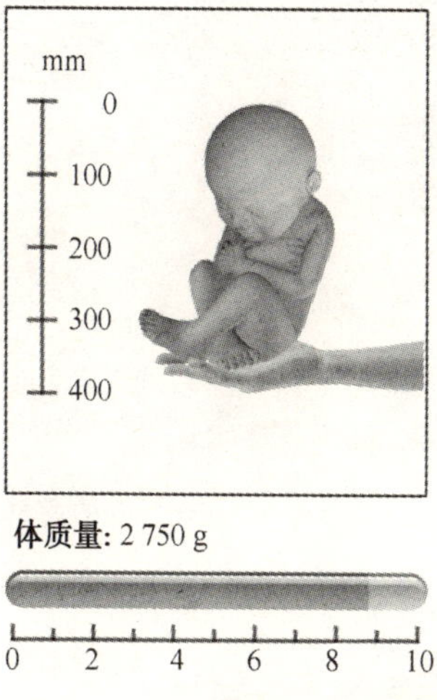

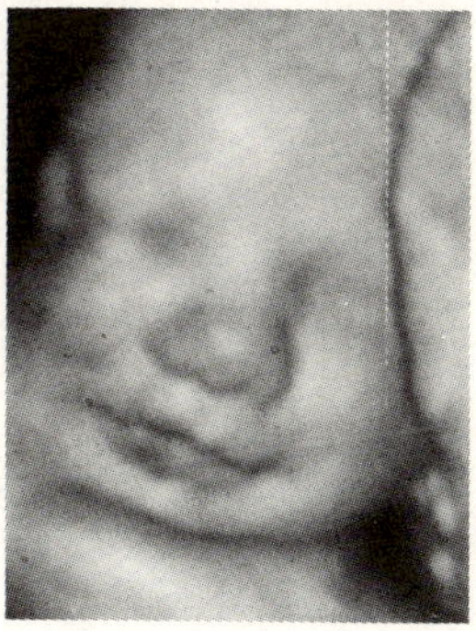

图 38-1　**怀孕第** 37 **周的胎儿**

现在很多胎头已经完全入盆，如果此时胎位不正常的话，那么胎儿自行转动胎位的机会就已经很小了。如果医生发现这样的情况，通常会建议你采取剖宫产。胎儿这时候的头发已经长的又长又密了，但是不必对胎儿头发的颜色或疏密过多地担心，胎儿在出生后随着营养的补充，头发会自然变得浓密光亮。

孕妇的变化

子宫量起来大小跟前一两周大致相同。从耻骨联合量到子宫底部约37厘米，从肚脐量起，子宫底部高度16～17厘米。到了本周，你的体质量应该已经增加了11～16千克。

胎儿的头部已下降到了盆腔，对心脏等内脏器官的压迫有所减轻，孕妇感觉轻松了许多，呼吸也顺畅了。但是子宫却对膀胱、直肠造成了压迫，孕妇会产生尿急、尿频和便秘的现象，阴道的分泌物也会增多，肚脐也消失了。

另外，会出现规律性腹痛、子宫收缩、阴道分泌物增多、子宫颈和阴道趋于软化等情况，这是分娩的先兆，要及时到医院就诊，以保证母婴的平安。

孕妇的营养

你跟配偶可能会被邀请赴宴。已经费心维护你的营养那么久，辛苦的怀孕也即将结束，你要因为毫无节制的大吃大喝，让长久的努力功亏一篑吗？别担心，你还是可以在晚宴聚会中吃得健康及营养的。下文的建议，让你能享受美好时光>>

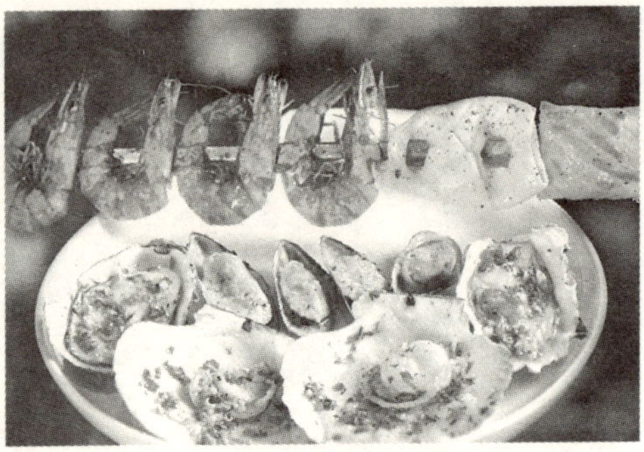

图38-2　热腾腾的海鲜

- 吃新鲜及热腾腾的食物，尤其是海鲜。随着时间过去，食物的冷度或热度会不够，细菌就容易滋生。因此，食物一上来，最好就趁热吃。
- 之前先吃一点东西或喝一杯水，免得饿坏了会狼吞虎咽吃下过多、过油的食物。
- 不要喝酒或含乙醇的饮料，可以吃生菜及水果，但生的海鲜、肉类则最好避免，因为这些食物里可能含有致病的细菌。如果你无法抗拒美食，最好少待在餐桌旁边。你可以找个远离食物的地方坐下来，跟朋友聊天，轻松一下。

其他须知

妊娠末期的阴道内诊检查

这段时间医生可能会为你做阴道内诊检查，以评估怀孕的进展并观察羊水有没有流出。如果你觉得自己有羊水流出的情形，一定要立刻告诉医生。

医生还会检查你的子宫颈。临产时，子宫颈会变得软而薄（称为子宫颈管消失）。医生通过检查及评估子宫颈的柔软度及变薄的程度，以判定是否将要生产。

在临产开始前，子宫颈管较厚（子宫颈管未消失）；开始临产时，子宫颈管开始变薄，在胎儿娩出前的一段时间，子宫颈管会完全消失。

子宫颈的扩张程度非常重要，扩张的程度通常以厘米来计算。当子宫颈口打开到10厘米时，称为开全。分娩的最佳时刻，就是子宫颈口打开到10厘米。临产开始前，子宫颈口或许是闭合的，也或许是张开一点点（例如1厘米）。分娩时，如果子宫颈能尽量伸展及张开，胎儿就能够顺利娩出子宫。

内诊时，医生还会检查胎儿的先露部位，看看胎儿是以头还是以臀部或脚先进入孕妇的骨盆腔。此外，医生还会注意你的骨盆腔的形状，看看是否有狭窄处妨碍生产。

胎儿的“先露位置”也要特别注意。先露位置是指胎儿的先露部位进到产道里哪个位置，以骨盆腔的骨头（坐骨棘）作为界标，如果胎儿的头在“－2”的位置，表示胎头位置比较高；“0”的位置是胎头的骨质部在坐骨棘水平，就在即将进入中骨盆的地方。

你可以将产道想象成中空的管道，由骨盆束带开始，经过骨盆腔直到阴道的开口，胎儿由子宫出来，再经过这条管道娩出。在分娩过程中，有时虽然子宫颈已经充分扩张，但胎儿还是无法进入骨盆腔，就需要剖宫产。

医生能由内诊得到哪些资料

医生做内诊时，可能会以一连串医学术语来形容你的状况。你可能会听到“2 厘米，50%，－2 位置”，意指子宫颈张开 2 厘米，子宫颈管变薄一半（50%薄），先露部位（胎儿的头、脚或臀部）还在“－2”的位置。

还有一个好消息要告诉你的是，你的宝宝从本周末起就已经可以称做足月儿了（37～42 周）。从现在开始你要注意休息和保持个人卫生，随时准备和小宝宝见面。

你应该尽量记住这些资料。当你进入医院待产，医护人员检查完后，你就能了解自己的产程到了哪一个阶段。等到开始分娩，可以提醒医护人员你所知道的产程进展，以作为前后的比较。

是否需要使用产钳及胎吸术

产钳是一种金属器具，用来协助胎儿娩出，但近几年已经少用了。原因之一是对于胎位较高的胎儿，多半会采用剖宫产，而不是用产钳取出。剖宫产，对于胎位较高的胎儿比较安全。

胎吸器的吸盘有两种，一种是塑胶制的杯状吸盘，另一种则是金属制成口杯状吸盘。胎吸器的吸盘会贴在胎儿的头顶，以利真空吸引。医生会借着真空吸引的力量，将胎儿拉出来。杯状吸盘也很容易从胎儿头上取下，所以不需像产钳那样用力，就能轻易将胎头吸出来。

生产时的最大目标，就是尽力维护胎儿的安全。因此，如果必须花费很多力量来牵引产钳或胎吸，直接采用剖宫产会更安全。

如果使用产钳及胎吸器会让你担心，最好先与医生讨论。平常若能与医生建立良好的沟通，不论产前有疑虑还是分娩当时有问题，都能获得清楚及满意的答复，也能让你安心。

对准爸爸说：
不管你是在工作或外出，都要与配偶保持联系。需要你却找不到你，会让她惊慌失措。因此，最好能够随身带着手机，让妻子安心。

怀孕笔记

怀孕第38周

胎儿的状况

胎儿现在的体质量约 3 000 克，头顶到臀部的长度变化不大，约 35 厘米，身长全长约 47 厘米。

胎儿的头现在已经完全入盆，胎儿的头部在盆内摇摆，周围有骨盆的骨架在保护，这样会很安全。这样的位置也有利于胎儿有更多的空间放自己的小胳膊和小腿。现在胎儿身上覆盖着一层细细的绒毛，大部分白色的胎脂逐渐脱落，胎儿的皮肤开始变得光滑。脱落的物质和分泌物会随着羊水吞入胎儿的肚子里，并储存在胎儿的肠道中，在胎儿出生后形成黑便而随身体排出。

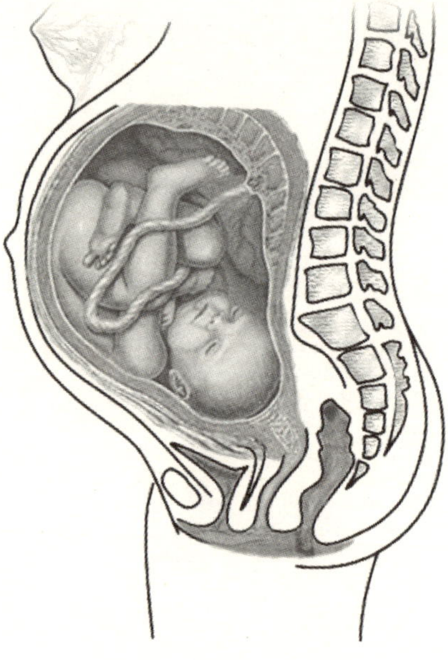

图 39-1　怀孕第 38 周的胎儿

孕妇的变化

子宫底部到耻骨联合的距离为 36～38 厘米，肚脐到子宫底部则为 16～18 厘米。大多数孕妇在怀孕的最后几周没有增加多少重量，但却觉得很不舒服。

孕妇在这几周中会感觉很紧张，心情烦躁、焦急等，这都是正常现象。同时身体会越来越感到沉重，因此要注意小心活动，避免长期站立，洗澡的时候避免滑倒等。总之，孕妇要好好休息，密切注意自己身体的变化，随时做好临产的准备。

孕妇的营养

这段期间你可能不太想吃东西，但不吃是不行的。因为你要供给胎儿所需的营养。少量多餐是最适当的作法，一方面能补充需要的能量，另一方面又能够避免胃酸分泌过多。如果你已经吃腻平常的食物，下面是一些健康又营养的点心>>

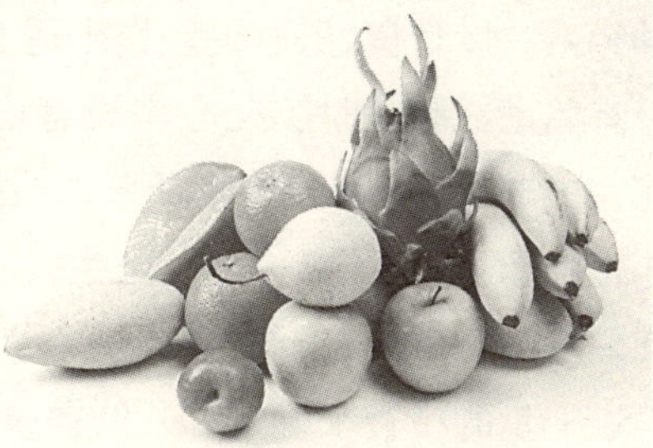

图 39-2　丰富的水果

- 各种丰富的水果，既能满足对甜食要求，又能补充铁、钾、镁。
- 水果奶昔(以脱脂牛奶和优酪或冰淇淋制成)，内含钙、维生素及矿物质。
- 富含纤维质的饼干，也可以抹上一点花生酱以增加风味及蛋白质。
- 无盐的土豆片或玉米脆片，可以蘸一点沙拉酱或豆瓣酱增加风味及纤维素。
- 新鲜的蕃茄，加上一点橄榄油，再加上一片薄片土司，可以算是一份乳制品食物或蔬菜。

化验与检查

妊娠晚期，检查胎儿的健康状况是否正常，除了超声波检查，也可以在胎儿监视器监控下，进行无压力收缩试验，其他还有胎儿生理评估及专家系统分析等。产程中有宫缩激惹试验和胎儿头皮血 pH 值测定。

无压力试验

38 周开始部分准妈妈每周做一次无压力试验检查，借此来评估胎儿的健康状况。怀孕 40 周后每 2～3 天检测一次，怀孕 41 周后每天检测一次。

无压力试验检查对孕妇和胎儿没有任何创伤和危险，可以在医院病房或门诊进行。技术人员会要求你平躺或半卧位，然后将胎儿监视器探头贴在你的腹部上。感觉到胎动时就按下按钮，在监视纪录纸上划下一个记号，监视器也会将胎儿的心跳记录下来。

健康胎儿开始活动时，心跳速率通常也会随着增加。因此，医生可以借由观察胎儿监护仪的纪录，来评估胎儿的健康状态。在 20 分钟监护时间内，至少有两次以上心跳加速(≥15 次/15 秒)，表示胎儿是活动的，中枢神经系统发育良好，心脏能作出适度反应。如果在 40 分钟的监护时间中，没有胎动或胎动时胎儿心率没有增加，图纸呈无反应型，预示胎儿可能存在宫内缺氧。事实上，有 75%的检查可能是假阳性报警，有可能检测时胎儿正处于睡眠状态。有时，医生会使用外界刺激，如鸣叫器来吵醒胎儿，令其踢动，选择再做一次检测，以免孕妇担忧。如果有需要，医生还会安排其他进一步的检查来确定胎儿的健康状况。表 39-1 列出了二维超声 10 分钟生物物理评分方法。

胎儿生物物理评估

胎儿生物物理评估是一种综合测验，可以用来检查胎儿的健康状况。表 39-1 列出了二维超声 10 分钟生物物理评分方法。共有五个检查项目，前四项可借超声波检查，最后一项则必须靠外接的胎儿监视器，各项分别计分。评估项目包括

- 胎儿呼吸的节律；
- 胎动；
- 胎儿的肌张力；
- 羊水总量；
- 胎儿心跳速率的反应(无压力试验)。

表 39-1 二维超声 10 分钟生物物理评分方法

项目	分数	标准
呼吸运动	2	10 分钟内至少有 1 次胎儿呼吸运动，持续 60 秒以上
(FBM)	1	10 分钟内至少有 1 次胎儿呼吸运动，持续时间不足 60 秒
胎动	0	10 分钟内无胎儿呼吸运动
(FM)	2	10 分钟内出现 3 次或 3 次以上的躯干、胎头或肢体的活动

续表

项目	分数	标准
	1	10分钟内出现1～2次躯干、胎头或肢体的活动
	0	10分钟内无胎动
肌张力(FT)	2	胎儿肢体或脊柱至少有1次活动并且回复原位或胎儿处于良好的屈曲状态
	1	胎儿肢体或脊柱至少有1次活动但不回复原位
	0	胎儿肢体或脊柱无屈伸，且刺激后无反应
羊水暗区(AFV)	2	羊水池最大垂直径＞3.0cm
	1	羊水池最大垂直径2.0～3.0cm
	0	羊水池最大垂直径＜2.0cm

注：胎儿生物物理评分(BPS)＞5分，提示胎儿宫内情况良好；BPS＜5分，AFV异常者，提示胎儿宫内情况不良。

分娩时使用胎心监测仪

对医生如何知道胎儿的状况(尤其是分娩时)，你可能会感到好奇。在许多医院，产妇分娩时都会严密监控胎儿的心跳速率，一旦出现异常，就能够立刻得知并立即处理。

分娩时，每当子宫开始收缩，由你的体内进入胎儿的含氧血血量就会减少。大多数胎儿都能够耐受这种状况，少数会受到影响而发生胎儿窘迫。

> 在许多医院，产妇分娩时都会进行持续胎心监护，严密监控胎儿的心跳速率。

医生在评估胎儿心跳时，必须将胎心监测仪所收集的一长串纪录一起看，不能只凭一小段数据下结论。宫缩压力试验(CST)测得胎儿对子宫收缩及分娩压力的耐受程度，并评估胎儿的健康状况。如果胎儿对子宫收缩的反应不佳，就可能会出现胎儿窘迫的情况。专家认为，用CST试验来评估胎儿的健康状况比无压力试验准确。

胎儿血液采样

医生也可以采集胎儿的血液，检查其中的酸碱度来评估胎儿在分娩压力下的健康状况。不过，这项检查必须在破水后、子宫颈扩张2厘米以上才能做。

这项检查是在胎儿的头皮上收集胎儿的血液在小试管或吸管内，以检查血液中的酸碱度。如果胎儿对分娩及分娩所产生的压力无法适应，血液中的酸碱度就会起变化。医生会根据这项检查的结果，来决定要继续自然生产或考虑以剖宫产取出胎儿。

其他须知

臀位产式

前文曾经提过，怀孕早期，许多胎儿都是头上脚下。不过，等到开始分娩时，约只有3%～5%以臀位产式出现（多胎妊娠不算）。然而，你的行为及活动，真的会影响胎位吗？

某些特定的因素，确实较容易造成臀位产式，如胎儿的成熟程度。在怀孕中期，胎儿在子宫里多半是臀位。这段期间，最好小心照顾自己，尽量不要早产，就不会产下臀位的早产儿。随后，胎儿多半会自己翻转过来。

先前的怀孕或多胎妊娠，使得子宫肌肉较松弛，也容易造成臀位产。其他容易造成胎儿臀位产的原因包括羊水过多、子宫畸形或有肿瘤。

臀位产式可分为单臀产式及完全臀位产式和足先露等几种类型。前者指胎儿的臀部先露，呈双腿向上、膝盖伸直的姿势(参见图39-3a所示)。这种姿势是足月及接近预产期的胎儿最常出现的臀位产式，胎儿双脚通常会贴近脸或头。

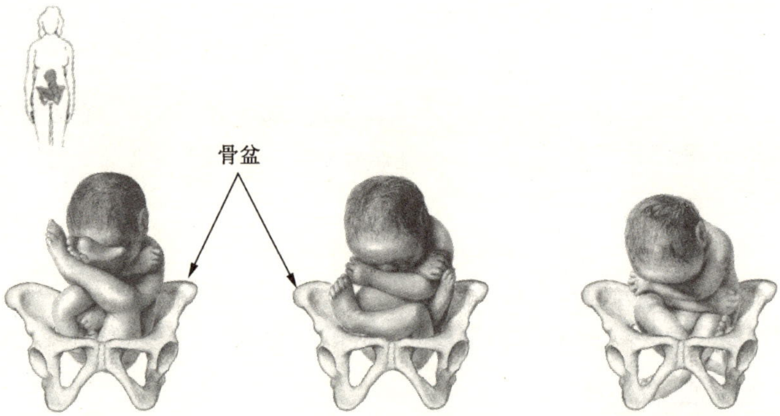

a. 单臀产式　　b. 完全臀位产式　　c. 足先露臀位产式

图39-3　臀位产式

完全臀位产式是指胎儿的双膝弯曲(参见图39-3b所示)，或一个膝盖弯曲，一个伸直。

臀位胎儿的分娩

臀位分娩的危险是脐带脱出，在婴儿生出来以前，脐带先出来，脐带夹在胎儿的足部和骨盆之间，造成不能供给胎儿氧气。而且由于宝宝脑袋最后出来，分娩时间拖长，胎儿更易缺氧。因此，许多医生认为，剖宫产是处理臀位产式的最佳方法。不过只要处置适当，单臀产式还是可以安全自然娩出的。

也可以利用子宫内胎儿翻转术将胎儿由臀位产式转成头位产式，不过，要是已经破水或开始分娩，就无法进行子宫内胎儿翻转了。

如果胎儿是臀位产式，最好预先与医生详细讨论。当你到达医院待产时，记得要立刻告诉护士或其他的医护人员是臀位产式。如果打电话询问关于分娩及生产的问题时，也记得要告知对方，你是臀位产式。

> 如果医生认为可能是臀位，就会安排你做超声波检查，进一步确认。

其他产式

其他较常见的产式包括以下几种：面先露，指胎儿的头往后仰，呈现过度伸展的方式，使脸部先进入产道。如果开始分娩后，还无法自然翻转回正常产式，采取剖宫产会比较安全。横位，指胎儿的肩膀会先进入产道，或胎儿会横躺着，使整个身躯撑在骨盆腔里，胎儿的头与臀部分别在肚子的两边，这时，就只有采取剖宫产了。

Bishop宫颈成熟度评分法

知道了宫颈成熟度，对预测引产能否成功起重要作用。医生通常采用 Bishop 宫颈成熟度评分法来估计加强宫缩措施的效果。评估宫颈成熟度的计分项目有五项，，一般来说，得分越高，引产成功率越高，4～6 分引产成功率约为 50%，7～9 分引产成功率约为 80%。计分范围包括见表 39-2。

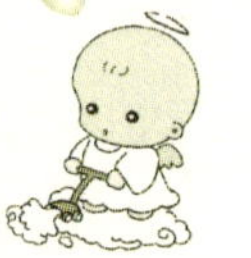

表 39-2　Bishop 宫颈成立度评分法

指　　标	评　　分			
	0	1	2	3
宫口开大(cm)	0	1～2	3～4	5～6
宫颈管消退(%)（未消退为 2 cm）	0～30	40～50	60～70	80～100
先露位置（坐骨棘水平＝0）	－3	－2	－1～0	＋1～＋2
宫颈硬度	硬	中	软	—
宫口位置	后	中	前	—

胎盘滞留、残留、胎盘植入

胎儿出生后的 30 分钟内，大多数产妇的胎盘会自动剥落娩出，至此才算是完整的分娩过程。不过，也曾出现部分胎盘组织仍然留在子宫壁、没有自动娩出的案例。此时子宫就无法正常收缩，结果会造成阴道出血不止。胎儿娩出后 30 分钟，胎盘尚未娩出者，称为胎盘滞留；胎盘部分未娩出者，称胎盘残留；胎盘与子宫壁粘连紧密，部分或全部胎盘不能自行剥离，称为胎盘植入。

如果分娩后胎盘仍牢牢附着在子宫壁上，无法自行剥落，是非常危险的状况，所幸这种情形很罕见。

造成胎盘组织不正常附着的原因很多，最常见的原因为子宫内膜炎。这与人工流产、引产次数增加，子宫内膜受机械损伤或感染有关。有时胎盘已全部剥离，有时接生者未能识别、未予处理，或因子宫及腹肌收缩乏力，或膀胱充盈致胎盘滞留于子宫下段。植入性胎盘多为子宫蜕膜缺乏或发育不全所致，常见于反复或过度搔刮宫腔、子宫内膜创伤或炎性变后瘢痕形成以及有剖宫产史和人工剥离胎盘史的孕妇。

对准爸爸说：
你可以问另一半，还想带什么东西到医院，可以早点讨论并预先准备。还有，先到医院熟悉一下环境，就可以知道先准备什么东西，以增加住院的舒适感。

胎儿娩出后，你的注意力会集中在宝宝身上，而医生则会注意胎盘组织是否完整地娩出，你也可以要求医生让你看看娩出的胎盘。

怀孕笔记

怀孕第39周

胎儿的状况

胎儿现在的体质量为 3 200～3 300克，头顶到臀部的长度约 36 厘米，全长约 48～50 厘米。胎儿还在持续长大，即使是最后的一两周也不例外，不过，能让胎儿活动的空间越来越少了。本周胎儿体内的各个系统大多已发育完成，且能开始各司其职了。肺是最后一个发育成熟的器官，通常在胎儿出生后几个小时内肺才建立起正常的呼吸。

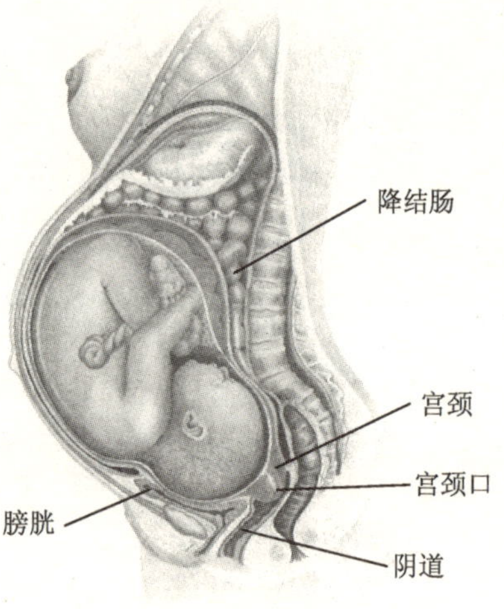

图 40-1　怀孕第 39 周的胎儿

现在出生的胎儿是足月儿。随着经济条件的改善、营养给予的提高，胎儿出生时体质越来越重，有的胎儿出生时体质量可达到 4 000 克以上，脂肪的储备会让宝宝在出生后进行体温调节。胎儿在本周的活动越来越少了，似乎安静了很多，这难免加重你的担忧，这都是正常现象不必担心，胎儿活动减少的原因主要是因为胎儿的头部已经固定在骨盆中，随着头部的下降，宝宝便会马上来到这个世界上！

孕妇的变化

从耻骨联合到子宫底部长36～40厘米，从肚脐量到子宫底部长16～20厘米。

因为子宫填满了整个骨盆和腹腔的大部分空间，准妈妈会觉得活动非常不便和艰难。在心理上会有分娩的迫切感，想快快结束这种不适，更想快快见到宝宝。即将面临分娩，准妈妈更要注意补充营养，调节心情。也可因为产后很长一段时间不方便护理，可以将头发稍微修剪，并保持身体清洁，可继续用温水淋浴。

孕妇的营养

如果你打算亲自喂母乳，就要开始考虑哺乳期的营养需求。你已经知道，哺乳时，每天应该再多摄取500卡的热量，因为每天会由母乳排出425～700卡的热量，你必须补回这些热量，才能维持健康。

如前文所述，有些食物最好不要吃，免得这些东西透过乳汁，造成宝宝的胃不舒服。巧克力及容易胀气的食物、辣的食物及其他吃了会让你不舒服的食物都尽量少吃。如果你仍有疑虑或担心，可以与医生或小儿科医生讨论。

除了注意食物以外，还要大量喝水。每天需喝2 000mL的水，除了制造足够的乳汁，还能让你体内组织的水分充足。天气炎热时，所需的水分更多。持续补充钙，因为钙对哺喂母乳也很重要。

为保证母乳喂养宝宝健康，并分泌优良的乳汁，必须供给产妇足够的热能、生理价值较高的蛋白质、脂肪、无机盐和维生素以及充足的水分。

化验与检查

除了进行例行检查，需做彩超和胎心监护。

其他须知

分娩所需的时间

初产妇(第一次怀孕)在分娩的第一阶段及第二阶段(从子宫颈开始扩

张到胎儿娩出为止)约持续14～15个小时。不过，也不是每个初产妇都如此，有人产程较短，也有人产程较快。

而曾经生过一两个宝宝的孕妇，产程可能比较快，不过，这也不是一成不变的。大多数第二胎或第三胎分娩所需要的时间，平均比第一胎少几个小时。

或许你曾听说，某人生得极快，快到几乎还不到医院，宝宝就生出了，或某人分娩只花了一个小时等。但也有相反的例子，有人分娩花了将近二十小时，甚至更长的时间，宝宝才出生。

预测分娩花费的时间既不可靠，也没有意义。你可以请教医生，不过医生的答案也仅供参考。

分娩的三个阶段

第一阶段：从子宫规律收缩起为第一阶段开始，收缩强度要够强，收缩期间要够长，收缩次数及频率也要足够，才会使子宫颈开始变薄及扩张，直到整个子宫颈管消失为止。等到子宫颈完全扩张(通常是10厘米)以后。胎儿可顺利通过时，第一阶段就结束了。

第二阶段：此阶段从宫颈扩张达10厘米开始，胎儿娩出即告结束。

第三阶段：胎儿娩出后是第三阶段的开始，待胎盘及羊膜组织娩出，此阶段即宣告结束。

无痛分娩

无痛分娩的优点是大大减轻了孕妇的疼痛感，减少分娩时的恐惧与产后的疲倦。可以使你在时间最长的第一产程中得到充分的休息，当宫口开全时有更多的体力分娩。因为疼痛减轻，你可以更好地配合医生做各种检查，也能在清醒的状态下自我调整呼吸、用力，使分娩更加顺利。

生产时，解除疼痛的方法有好几种。当你接受止痛疗法时，要记得这也关系着你和宝宝，因此，最好能预先找到适合你及胎儿的止痛方法，再根据临产时的感觉，就能够立刻找到最适合的止痛方式。

生产及分娩时，你的经验中最珍贵的一部分，就是过往知识的累积，包括你知道会出现哪些现象、这些现象的发生原因及处置方法。了解之后，对分娩疼痛也就不会那么害怕，而且可以充分信任医护人员对你的照顾及处置。

生产及分娩时，你的经验中最珍贵的一部分就是过往知识的累积。请相信大自然的力量和自己的潜力，去体验一份做母亲的完整经历。

当子宫开始有规则地收缩，子宫颈也开始扩张时，子宫收缩可能会让你感觉非常不舒服。对于分娩早期所造成的疼痛，许多医院会帮你注射止痛药(如度冷丁)及安定等来缓解。这些药物能够减轻疼痛，扩张宫口，但也有造成嗜睡或镇静的副作用。也可以注射特殊的麻醉药物解除某一部位的疼痛，这种方法称为阻断麻醉，会阴神经阻断麻醉、硬膜外阻断麻醉是较常见的。

硬膜外阻断麻醉：是目前医学界应用比较广泛的一种麻醉方式，通常用来阻断某个部位的疼痛。在分娩时，硬膜外阻断麻醉可用来解除子宫收缩及分娩所产生的八九成疼痛，可以使产妇在头脑清醒的情况下，放松骨盆肌肉，轻松愉快地度过分娩过程，从而实现无痛分娩。

但硬膜外阻断麻醉会造成你的血压下降，低血压会影响运送到胎儿的血流量。因此，必须给予静脉注射补充体液，避免发生低血压。此外，硬膜外阻断麻醉也可能会让你在分娩时使不上力，无法用力把胎儿推挤出去。

也许你会担心麻醉药物的安全性及药物对宝宝是否有影响。事实上，大量临床验证，采用硬膜外麻醉实现无痛分娩的醉药物剂量，只有剖宫产手术麻醉药物剂量的 1/10 或更少。因此，它的风险比剖宫产要小，经由胎盘吸收的麻醉药物量微乎其微，对胎儿并无不良影响，更不会影响宝宝的健康。

分娩方式的选择

“十月怀胎，一朝分娩”，选择什么分娩方式，应由医生根据医学指征来决定，不能盲目推崇剖宫产；剖宫产既有优点，又有缺点，绝不是人类降生的捷径，它只是万不得已时采取的助产手段而已，切不可滥用。医生仍提倡阴道分娩，顺其自然。在分娩方式上，现代女性有了很大的选择权利。除了正常分娩外，还有无痛分娩、导乐分娩、水中分娩等。但是，必须面对的首要问题就是如何用最安全的分娩方式。

自然生产是最自然、恢复最快的一种生产方式。请相信大自然的力量和自己的潜力，去体验一份做母亲的完整经历。自然分娩对母亲的伤害最小，其创伤小、较安全，而且产后能很快恢复健康，对产后的体型恢复有益。

调查表明，我国产妇剖宫产率逐年上升，目前，许多孕妇及家属盲目要求以剖宫产结束妊娠，其理由不外乎怕分娩时间过长，产妇遭罪，以及怕分娩方式造成宝宝损伤及智力障碍等。其实剖宫产是解决难产和母婴并发症的一种手段，正确使用可挽救母婴生命，保证母婴安全，但它毕竟是一种手术，并非是最完美的分娩方式，不能替代阴道分娩。与自然分娩相比，剖宫产的产妇产后出现并发症的可能性较大，剖宫产术中常可出现下面的损伤>>

- 剖宫产的孕产妇病死率是阴道分娩的12倍。
- 一般情况下，剖宫产的出血量是阴道自然分娩出血量的2倍。
- 剖宫产容易引起伤口感染、术中羊水栓塞、子宫损伤切除等情况。
- 分娩时胎儿未经过阴道挤压，不利于新生儿呼吸的建立，肺部发生病变的可能性较大。
- 手术造成的创伤和出血，使产妇身体虚弱，发生感染的机会较多。
- 子宫在术后留有很大瘢痕，如果再次怀孕，有发生子宫破裂的危险。
- 腹腔感染、肠粘连、泌尿生殖道问题和宫外孕等发生率显著高于自然分娩的产妇。
- 国外最新研究表明，剖宫产的宝宝在入学后更容易发生注意力障碍、脾气暴躁、动作笨拙等感觉系统失调。

怀孕笔记

怀孕第40周

胎儿的状况

胎儿这时称为“足月儿”，体质量约3 400克，头顶到臀部的长度37～38厘米，身长全长约48～51厘米。

此时，胎儿体形圆润，皮肤光滑，呈淡红色，头发约2～3厘米长，骨骼、内脏、肌肉和神经系统等已非常发达，为在母体外生活做好了一切准备。

经过40周的生长，胎儿体长约是头长的4倍，圆滚的身体会将你的子宫撑得满满的，完全没有其他活动空间了。

孕妇的变化

子宫底位于肚脐上约16～20厘米，距离耻骨联合约36～40厘米。

本周你可能已经不再在乎自己的外观及体重了，反而是高高兴兴地准备迎接宝宝的到来。或许到分娩前你还会再胖一点，不过不必沮丧，宝宝就快呱呱落地了。

40周时，原来清澈透明的羊水可能变得浑浊，同时胎盘功能也开始退化，到胎儿生出后胎盘即完成了使命。

等待宝宝出生的心情是忐忑不安的、焦躁的、急迫的，在这个阶段夫妻双方尽量多谈些轻松的话题，如将来如何和宝宝在一起玩耍等。

孕妇的营养

临产时只能进一些易消化饮食，因为分娩时孕妇通常会觉得恶心，甚至会引起呕吐。为了你的健康及舒适，要尽量避免呕吐，医生会建议你在分娩时吃些半流质。

分娩时，你可能也没有心情吃东西了，但是会口渴，如果产程很长，医生可能会注射点滴，供给你必需的水分。胎儿娩出且一切正常以后，你就可以开始饮食了。

化验与检查

怀孕第 40 周后若无临产迹象，需每 2～3 天行胎心监护检查。

其他须知

过了预产期怎么办

自从小生命在子宫中落户的一瞬间起，你也许就在想像着宝宝出生后的样子。到了怀孕 40 周了，你更是天天在掰着手指头数日子，期望宝宝快点到来。

在临床上，医生也会经常听到准妈妈们焦虑地询问："我过预产期了，怎么还不生呢?"事实上，并不是每个人都在预产期当天分娩。大部分胎儿出生在妊娠 38～42 周。早于 38 周或晚于 42 周出生的机率各为 5%。从你最后一次月经期开始算起，怀孕第 40 周或 280 天的日期就是预产期。如果怀孕期超过 42 周或 294 天，就要考虑是不是过期妊娠了。

胎儿在子宫内生长及发育时，靠胎盘提供呼吸及营养两项重要的功能。胎儿依赖这两项功能，才能持续地生长及发育。

过期妊娠时，羊水量减少，对胎儿及孕妇极为不利。由于胎盘老化，胎盘的功能就会逐渐衰退，胎盘的某些绒毛血管发生梗塞，无法供应足够的氧气及营养给胎儿，这时胎儿就会发生营养不足或生长停止，极易发生胎儿宫内窒息，甚至死亡(约 1‰～2‰)。确认怀孕的时间及按时做产检的重要性也就在此。

过期妊娠产下的胎儿叫做过熟儿。由于过熟儿无法从胎盘得到足够的营养，不再生长，并自体进行消耗，因此在娩出时，宝宝皮肤显得十分干瘪，有时还会脱皮，指甲很长，头发很多，胎脂很少，看起来像是营养不良、缺少皮下脂肪的样子。

过期妊娠最好的方法是尽快结束分娩。因此，应及时到医院就诊，医生会检查胎盘功能是否减退或减退的程度、胎儿大小、宫颈成熟度及可能存在的妊娠合并症，决定引产还是剖宫产。

初产妇与经产妇发生过期妊娠的机率相近，高龄产妇的第一胎也有可能发生。如果经产妇曾经有过期妊娠的病史，再次怀孕，有一半会再次发生过期妊娠。

如何避免过期妊娠

过期妊娠对孕妇和胎儿都不利，会增加胎儿的发病率和死亡率，容易产生胎儿窘迫症、产伤、先天畸形、巨大婴儿和羊水过少等危险。因此，在怀孕期间，准妈妈要定期进行产前检查，加强围产期保健及产前监护。

避免过期妊娠的方法：

- 记清楚末次月经来潮日期及月经周期，准确计算预产期。
- 定期到医院进行产前检查。
- 合理安排好工作、休息时间，适当参加体育活动(罹患有妊娠合并症者除外，如妊娠期高血压疾病等)。
- 从自觉胎动开始要自我监测胎动次数，每天早上、中午和晚上各计算胎动次数1小时，详细记录，一般12小时不少于10次，并经常做动态的比较，一旦胎动明显增多或减少，要及时就诊。
- 定期进行超声波检查，监测羊水变化，如出现羊水过少，要及时就诊。
- 经常注意胎儿情况，如妊娠超过41周仍无分娩征兆，要及时到医院住院，请专科医生诊断，切不可呆在家中一味观望等待。
- 在妊娠38周后，每天早、晚两次有意识地刺激孕妇乳头(每次约20分钟)，可降低过期妊娠的机率。

促宫颈成熟度与引产

妊娠晚期引产是指在自然临产前通过药物等手段使产程发动，达到分娩的目的。主要是为了使胎儿及早脱离不良的宫内环境，解除与缓解孕妇合并症或并发症所采取的一种措施。妊娠晚期引产是产科处理高危妊娠

最常用的手段之一，引产是否成功主要取决于宫颈成熟度。当你出现下列情况时，医生会建议你引产>>

- 延期妊娠（妊娠已达 41 周仍未临产者）或过期妊娠。
- 母体疾病，如严重的糖尿病、高血压、肾病等。
- 胎膜早破，未临产者。
- 胎儿因素，如可疑胎儿窘迫、胎盘功能不良等。
- 死胎及胎儿严重畸形。

一般来说，准备引产前，医生会对宫颈进行评分，评分参数有宫口扩张程度，宫颈长度、位置、软硬度，先露高低。如果宫颈评分＜6 分，则应进行促宫颈成熟。常用的促宫颈成熟的药物主要是前列腺素制剂。如 PGE2 制剂（可控释地诺前列酮栓，商品名：普贝生），如果宫颈不成熟，在预定引产的前一天，将 1 枚普贝生塞入阴道后穹隆、子宫颈后，让药物直接作用在子宫颈上，软化子宫颈，以利催生。通常会在待产室或妇产科病房给药，并密切观察胎儿的变化。还有 PGE1 类制剂，如米索前列醇，可以口服及塞入阴道后穹隆。

前列腺素制剂促宫颈成熟的主要机制，一是通过改变宫颈细胞外基质成分，软化宫颈，如激活胶原酶，使胶原纤维溶解和基质增加；二是影响宫颈和子宫平滑肌，使宫颈平滑肌松弛，宫颈扩张，宫体平滑肌收缩，牵拉宫颈；三是促进子宫平滑肌细胞间缝隙连接的形成。

对准妈妈说：

终于要生产了，这是你期待已久的大事。如果这是第一胎，你可能会非常兴奋，或许还会带点忧虑。整个生产过程绝对会让你津津乐道好一阵子。

最好有人来陪你生产。第一候选人为准爸爸，鼓励配偶进入产房陪产，让他们也有参与感。第二候选人为自己母亲，她会用亲身经历鼓励你试产。

住院时

当你到达医院准备办理入院手续时，医护人员可能会问你一些问题，例如>>

- 是否已经破水？什么时候破水的？
- 是否已经见红？
- 子宫有没有开始收缩？几分钟收缩一次？每次持续多久？

- 最后一次进食是什么时候？吃些什么东西？

还有其他关于你本身的问题，有没有其他疾病？曾服用过哪些药物？怀孕期间吃过哪些药物？医护人员会根据产检记录及病历评估你的状况。检查及评估是否开始临产，必须花一点时间详细检查，你必须耐心等候。首先要确定子宫是否已经开始收缩，如果子宫已经开始收缩，收缩频率如何、持续多久、强度如何。这些资料非常重要，可以由胎儿监测仪记录。

接下来，医护人员会检查子宫颈的张开程度。上一次检查时，子宫颈是否开大？开大几厘米？目前又开大了几厘米？

如果检查的结果，证实已经开始临产了，你就要进入待产室待产，并要办理一些手续。配偶或亲人最好也一起来，以便签署分娩与手术同意书等。各种同意书在于让你再次确认分娩及生产的整个过程及处置，以及可能产生的风险。

入产房后医生会与你讨论是否需要做无痛分娩，如果需要，会采取何种麻醉方式。

此外，还会抽血做凝血分析、全血球计数、血型等必要的常规检验。

沟通的重要性

最好能在产前跟医生沟通良好，这是非常重要的。每个人的怀孕及分娩过程各不相同，当你有疑虑时，一定要与医生讨论如下列问题>>

- 自然分娩的过程如何？医生能够配合吗？
- 你所做的医疗措施，是每位产妇都必须接受的医院常规吗？是不是每位产妇都需要接受胎心监测及其他措施？
- 主治医生下班或休假时，哪一位医生会接手照顾你呢？

你应该将心中的疑虑及最在意的部分告诉医生。你的医生或许已经接生过成千上百个宝宝，她(他)一定会利用丰富的经验，尽心尽力照顾你。不论你提出的要求有多么奇怪，她(他)也一定会为你想办法解答的。

如果你事先提出错误或容易造成伤害的想法，反而可以防患于未然。如果你的要求是可行的，你就可以和医生一块儿计划如何完成你的愿望。

陪伴者

大多数的时候，配偶就是你最好的怀孕、分娩陪伴者，亲友也可以协助陪伴，担任生产教练。陪伴最主要的工作，就是在怀孕过程、生产时及产后在恢复室时，全程陪同，给予产妇支持及鼓励。目前多家医院推出导乐服务，即进入产程后，由助产士全程陪同，帮助接生。

家属陪伴可以做下列事情，来让你放松，帮助分娩

- 开始临产时，跟你说话，这样会分散你的注意力，让你放松。
- 分娩时，鼓励你，告诉你何时该开始用力。
- 帮你注意门口是否有闲杂人等，保护你的隐私。
- 当你感觉疼痛想要大叫时，他会告诉你没有关系。
- 帮你用湿毛巾擦脸、擦嘴。
- 帮你按摩腹部及背部。
- 当你用力时，撑住你的背。

选择分娩的地方

当你决定分娩的医院或诊所后，最好能确认以下问题

- 医院或诊所的设备及工作人员能随时待命吗？
- 麻醉人员及设备能随时待命吗？麻醉医生是否能 24 小时随时配合？
- 如果临时需要剖宫产，相关的人员及设备能立刻配合吗？最好能在 30 分钟内准备妥当。
- 如果发生紧急状况，小儿科医生能否随时待命？
- 婴儿室的医护人员能随时待命支援吗？
- 如果发生紧急状况或早产，必须送到婴儿监护中心，该怎么送？如果医院没有婴儿监护中心，最近的婴儿监护中心在哪里？

这些问题看似多余，但是当你或宝宝的健康出现问题时，你知道该怎样立刻紧急处置、甚至能立刻做进一步的处理及治疗，你会更加安心。

胎儿娩出后

胎儿娩出后，医生会将脐带夹住并剪断，接着清除新生儿口鼻中的黏液。然后用干净的毯子将宝宝包起来，放在你的怀里让你抱一下。或将宝宝交给护士或小儿科医生，做初步的全身检查及评估（图41-1）。在娩出的第1及第5分钟，会进行阿帕加评分。此外，也会立刻为宝宝戴上识别手环。护理人员会帮胎儿量体重、身高及留下脚印。

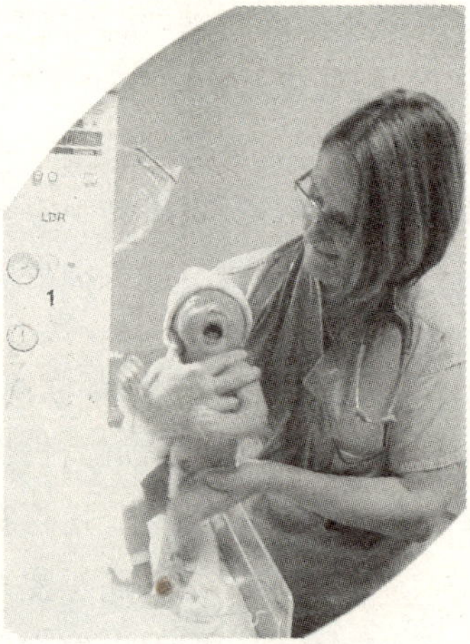

图41-1　胎儿出生后的初步评估

宝宝娩出后，保持温暖非常重要。因此助产士会立刻将宝宝擦干，并在交给医生或护士之前，用加温过的温暖毛毯包裹住。

如果生产过程比较复杂，宝宝可能要在婴儿室里接受更详尽的全身检查。你或许想要抱抱宝宝或开始喂母乳，但如果宝宝的情况不允许（如出现呼吸困难或需要使用婴儿监视器特别监控），当然是以宝宝的健康及安危为第一。因此，你最好配合医生，让医护人员为宝宝做进一步的评估及处理。

如果生产过程或宝宝出现问题，小儿科医生通常会在产房待命，或分娩后通知小儿科医生，24小时内由小儿科医生为宝宝做更详尽的全身检查。

新生儿的阿帕加评分

在新生儿出生后的第1及第5分钟，医护人员会为新生儿做整体检查及评估，而阿帕加计分法就是用来评估新生儿总体健康的方法。

一般来说，得分越高，新生儿的健康状况越佳。评估新生儿的计分项目有五项，每一项的计分包括0、1、2，2分是最高得分，总分最高10分。计分范围包括>>

- 心跳。测不到婴儿心跳，0分；心跳的速率较慢、每分钟低于100次，1分；心跳速率超过100次，2分。
- 呼吸。评估婴儿对呼吸的努力程度。没有呼吸，0分；呼吸的速度缓慢且不规则，1分；大声哭泣且呼吸换气良好，2分。

● 肌肉张力。评估婴儿的活动力是否良好。手脚软绵绵且软弱无力，0 分；手脚稍微弯曲且有些活动，1 分：活力强且四肢舞动，2 分。

● 对刺激的反射。对摩擦后背或手臂等刺激没有反应，0 分；对刺激稍有反应，或稍微会挤一下眉或弄一下眼，1 分；反应立即且精力旺盛，2 分。

● 肤色。肤色泛蓝或苍白，0 分；身躯呈现粉红，但手脚仍为蓝色，1 分；全身都呈粉红色，2 分。

满分 10 分并不常见，大多数健康的婴儿得分多为 7～9 分。

怀孕笔记

分娩后

产房留观

分娩后产妇需在产房留观 2 小时，高危产妇根据情况，留观时间会长些。其原因是胎盘娩出后，子宫壁的胎盘附着处尚留有较大的创面，子宫需有效地收缩，方可使创面血窦关闭，起到止血的作用。但产妇经历长时间的分娩过程后，精神、体力消耗较大，加之有其他并发症或产程中有异常情况等，可使子宫收缩乏力，造成产后大出血，严重时危及生命。如果产后将产妇直接送回病房，一旦出现情况再返回产房，无论体力上和时间上都会带来很大的损失，往返病房也增加感染的机会。而在产房中，医护人员会定时观察产妇的血压、心率、脉搏、阴道流血情况，按摩子宫，注意宫缩情况，防治产后出血。同时也要对新生儿进行观察，若有异常，可及时处理或进行对症治疗。

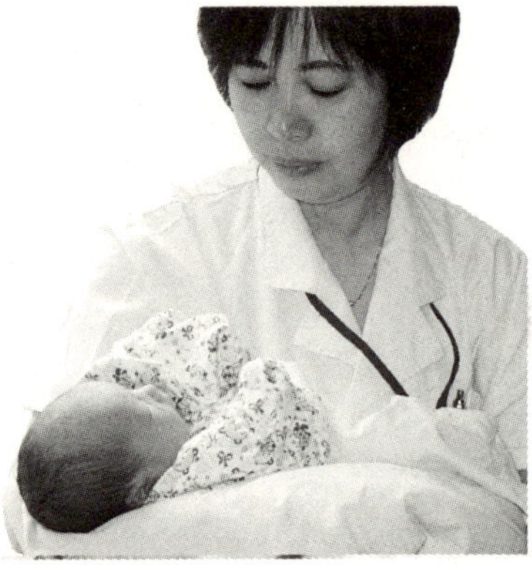

图 42-1　产房留观

母乳喂养

哺乳时，最常遇到的问题就是胀奶。孕妇从孕末期就开始分泌初乳，当生产时胎盘娩出后，泌乳素有所增加，乳腺管及周围组织膨胀，这些都刺激孕妇分泌乳汁，这在产后第 3、第 4 天会达到最高点。胀奶正是因为乳房

内充满的乳汁未及时排出，淤积乳腺管内，让乳房变得肿胀且触痛。以下是防治或解决奶胀的方法>>

- 让宝宝及早开始吸吮，通常可在宝宝出生半小时内开始哺喂。这样做的好处能促使乳汁的分泌，增加乳汁分泌量。
- 哺乳时，尽可能让宝宝将乳房内的乳汁吸吮干净。如果乳汁分泌过多，宝宝吃不了，应用吸奶器将乳房内多余的乳汁吸空（或用手挤空）。每次哺乳后将乳汁排空，能使乳腺管保持通畅，改善乳房局部血液供应，这样有利于泌乳和喷乳。同时可降低乳房内张力，避免对乳腺细胞和肌细胞的损伤。
- 每次喂母乳时，两边乳房应交替哺喂，不要只喂一边。
- 必须短时间离开宝宝时，尽可能按时将乳房内的乳汁排空，让乳汁流动，保持乳管畅通。
- 当乳房胀疼时，不妨洗个热水澡，在按摩乳房的同时，顺便将剩余的乳汁挤出。
- 热敷可使阻塞在乳腺中的乳块变得通畅，乳房循环状况得予改善。热敷时，温度不宜过热，以免烫伤皮肤，并且注意避开乳晕和乳头部位，因为这两处的皮肤较嫩。
- 痛得厉害时，可用冰袋敷在乳房上来缓解疼痛，但且记要先将乳汁挤出后再进行冷敷。
- 如果实在很痛，最好去医生。

乳腺炎

哺乳期间，乳房也可能感染及发炎而引起乳腺炎。乳腺炎多是由于乳腺管阻塞、乳汁郁积，细菌侵入并在其中生长繁殖所引起的乳腺急性化脓感染。细菌也可自乳头或乳晕的皲裂处侵入，并沿淋巴导流管使乳腺小叶感染。罹患乳腺炎后，前期表现为乳房疼痛、局部皮肤发烫或出现明显的红肿，进而乳房也会变得又红又肿，有压痛及搏动性疼痛，会出现高热、寒战、头痛或周身不适等类似流行性感冒的症状。如果你觉得自己的乳房好像受到感染而发炎了，应赶快去医院就诊，及早处理，不然发展严重，造成化脓，有可能需要开刀引流。

哺乳时，有效预防乳腺炎的方法：

- 妊娠及哺乳期要保持两侧乳头清洁。
- 哺乳前后使用温水或3%硼酸水清洗乳头。
- 养成定时哺乳习惯，并在每次哺乳后，及时将乳房内多余的乳汁排空。
- 乳头或乳晕发生破损或皲裂时，应暂时停止哺乳，可用吸奶器吸出乳汁哺育宝宝，并及时治疗，待伤口愈合后再行哺乳。
- 不要让你的宝宝口含乳头睡觉，避免宝宝口腔中的细菌让你罹患乳腺炎。
- 如有乳头内陷，可经常挤捏、提拉进行矫正。
- 喂奶时，手指从肿块向乳头方向轻轻按摩肿块，帮助疏通淤塞的乳腺。
- 哺乳期间少食辛辣、刺激和荤腥油腻食物。

哺乳妇女用药原则

为尽量避免母乳因用药而影响婴儿发育，用药需掌握以下几点原则：

- 除少数药物在哺乳期禁用外，其他绝大多数药物在乳汁中的排泄量很少超过母亲用量的1%～2%，此量一般不会给婴儿带来危害，故不应中断哺乳。
- 通过调整用药时间，减少婴儿吸入的药量。母亲应在哺乳后立即用药，并尽可能推迟下次哺乳时间，至少间隔4小时。
- 怀疑母乳有某些有害物质，可予以检测。

产后体检

在分娩6～8周后，产妇应到当地妇保所做产后检查，以了解全身包括生殖器官恢复情况和产后情况。检查内容包括一般健康及盆腔检查，如体重、血压、尿蛋白、乳房、腹壁松弛及腹壁伤口愈合情况。盆腔检查着重于阴道分泌物性状、会阴伤口愈合情况、阴道壁有无膨出、宫颈裂伤和宫口恢复情况、有无炎症、子宫大小、位置、软硬度、附件情况等。

妊娠及产后有并发症者应作为重点复查对象，有的产妇还需要多次复查。发现异常及时治疗，以促进身体早日康复。

鸡肉营养丰富，适宜产妇食用。为什么说产妇吃炖公鸡好呢？

产妇产后多吃炖公鸡，不仅增加了营养，而且有很好的催乳作用。这是因为公鸡的睾丸中含有雄激素，雄激素有对抗雌激素的作用，可减少血液中雌激素的含量，从而有利发挥催乳素的泌乳作用，使产妇的乳汁增加，达到催乳的目的。假如产妇吃煨母鸡，虽然增加了营养，但由于母鸡体内的卵巢中含有较多的雌激素，产妇吃后体内会增加雌激素的含量，不但不能催乳，反而减少了乳汁的分泌量，使产妇乳汁不足，甚至产后无乳。

LOVE

写给宝宝的一封信

TO MY BABY